Christoph Thiemann

Die Reaktivierung von Herpesviren in der Mundhöhle

Subklinische Reaktivierungen von HSV-1 und EBV

disserta
Verlag

Thiemann, Christoph: Die Reaktivierung von Herpesviren in der Mundhöhle: Subklinische Reaktivierungen von HSV-1 und EBV, Hamburg, disserta Verlag, 2011

ISBN: 978-3-942109-52-9
Druck: disserta Verlag, ein Imprint der Diplomica® Verlag GmbH, Hamburg, 2011

Bibliografische Information der Deutschen Nationalbibliothek
Die Deutsche Nationalbibliothek verzeichnet diese Publikation in der Deutschen Nationalbibliografie; detaillierte bibliografische Daten sind im Internet über http://dnb.d-nb.de abrufbar.

Die digitale Ausgabe (eBook-Ausgabe) dieses Titels trägt die ISBN 978-3-942109-53-6 und kann über den Handel oder den Verlag bezogen werden.

Originaltitel: Die subklinische Reaktivierung des Herpes-simplex-Virus Typ 1 und des Epstein-Barr-Virus in der Mundhöhle bei immunkompetenten Personen. Longitudinalstudie über den Zeitraum von 12 Monaten

Inaugural Dissertation zur Erlangung des Doktorgrades der Zahnmedizin der Universität Witten/Herdecke
Fakultät für Zahn-, Mund- und Kieferheilkunde

Über den Autor

Dr. Christoph Thiemann, M.Sc. wurde nach dem Studium der Humanmedizin und Zahn- Mund- und Kieferheilkunde an der Westfälischen Wilhelms-Universität Münster und der Universität Witten/Herdecke 2006 zum Zahnarzt approbiert. Während des Studiums war er zwei Jahre als Studentischer Senator der Universität Witten/Herdecke tätig.

2007 erfolgte die Promotion am Institut für Mikrobiologie und Virologie der Universität Witten/Herdecke.

Nach Aufenthalten an der School of Dental Medicine – University of Pennsylvania (Philadelphia, USA) und der School of Dental Medicine – Harvard University (Boston, USA), absolvierte er seine seine Assistenzarzttätigkeit in der Gemeinschaftspraxis und der Privatzahnklinik Unna. Seit 2009 ist er in einer Praxis für Mund- Kiefer-Gesichtschirurgie in Dortmund tätig und erhielt die Weiterbildungsbestätigung in Fach- und Sachkunde für digitale Volumentomografie am International Medical College Münster. Nach dem postgradualen universitären Master-Studium an der Donau-Universität Krems wurde er 2010 zum Master of Science Orale Chirurgie/Implantologie ernannt.

Dr. Thiemann, M.Sc. ist Autor von nationalen und internationalen Veröffentlichungen und Kongressbeiträgen und seit 2010 als internationaler Referent auf dem Gebiet der Hygiene und Mikrobiologie in der Zahnheilkunde tätig.

– voll Dankbarkeit meinen Eltern gewidmet –

Inhaltsverzeichnis

Seite

1 . Liste der Abkürzungen

ACV	Acyclovir
ATCC	American Type Culture Collection
Ak	Antikörper
bp	Basenpaare
BSA	Rinderserumalbumin (bovine serum albumin)
D	Dalton
Dig/DIG	Digoxygenin
DNA	Desoxyribonukleinsäure
dNTP	2'-Desoxyribonukleosid-5'-triphosphat
EBV	Epstein-Barr-Virus
EDTA	Ethylendiamintetraessigsäure
EIA	Enzyme Immuno Assay
ELISA	enzyme-linked immunsorbent assay
EtBr	Ethidiumbromid
gB	Glykoprotein B
HCMV	Humanes Cytomegalie-Virus
HHV	Humanes Herpesvirus
HSV	Herpes-simplex-Virus
IFN	Interferon
IFT	Immunfluoreszenztest
Ig	Immunglobulin
IL-2	Interleukin-2

kb	Kilobasen
μ	mikro
min	Minute
M	Molar
n	nano
NBT	Nitroblau-Tetrazolium
p	pico
PBS	Phosphatgepufferte Salzlösung (phosphate-buffered saline)
PCR	Polymerase-Ketten-Reaktion (polymerase chain reaction)
RNA	Ribonucleinsäure
rpm	Zahl der Umdrehungen (rounds per minute)
SDS	Natriumdodecylsulfat
SSC	Natriumchlorid-Natriumcitrat-Lösung (standard saline citrate)
Taq	Thermus aquaticus
Tris	Tris(hydroxymethyl)-aminomethan
UV	Ultra-Violett
V	Volt
VCA	Viruscapsid
VZV	Varizella-Zoster-Virus
w/v	Gewicht / Volumen (weight /volume)
W.-Blot	Western-Blot

2. Einleitung

2.1 Herpesviren

Die Familie der Herpesviren umfasst über 100 Virusspezies, die beim Menschen und bei den meisten Wirbeltieren vorkommen (Roizman, 1991). Bezüglich vieler biologischer Eigenschaften und ihrer Partikelmorphologie gleichen sich alle Vertreter dieser Virusfamilie. So erfolgt die Replikation des doppelsträngigen DNA-Genoms im Zellkern der Wirtszelle, in dem auch die Morphogenese beginnt. Die Codierung für Enzyme, die im Nukleinsäurestoffwechsel und bei der Genreplikation aktiv sind, ist ebenfalls allen Herpesviren gemein. Ferner pesistieren die Herpesviren nach der Erstinfektion latent im Organismus (Whitley und Roizman, 2001). Die Produktion von infektiösen Partikeln unterbleibt in diesem Stadium, was dazu führt, dass die Zellen überleben. Aus dieser Latenzphase kann jedoch eine Reaktivierung des Infektionszyklus erfolgen. Die Virusvermehrung bedingt zwangsläufig die Zerstörung der Wirtszelle.

Mitglieder der Familie der Herpesviridae sind das Herpes-simplex-Virus mit den beiden serologischen Typen HSV-1 und HSV-2, das Varicella-Zoster-Virus (VZV), das Zytomegalie-Virus (HCMV), das Epstein-Barr-Virus (EBV) und die humanen Herpesviren HHV-6, HHV-7, HHV-8. Ferner werden die Herpesviren in drei Unterfamilien untergliedert: die α-, β- und γ-Herpesviren. Die Herpes-simplex-Virus-Typen und das Varicella-Zoster-Virus zählen zu den α-Herpesviren. Diese sind durch ein breites Wirtsspektrum, kurze Vermehrungszeiten, die Möglichkeit in den Nervenzellen der Ganglien zu persistieren und eine schnelle Ausbreitung in Kulturmedien gekennzeichnet (Roizman, 1993). Der β -Herpes-Viren-Untergruppe ist das Zytomegalie-Virus und die HHV-6 und HHV-7 zugeordnet.

Das Epstein-Barr-Virus und das humane Herpesvirus Typ 8 gehören zur γ-Herpesviren-Untergruppe (Roizman, 1996), die sich durch ein sehr enges Wirtszellspektrum auszeichnen.

So werden B-Lymphocyten (EBV) oder T-Zellen von den γ-Herpesviren infiziert und in ihnen der Zustand der Viruslatenz induziert. Eine lytische Infektion von Epithel-, Endothel- oder Fibroblastenzellen ist außerdem möglich.

2.2 Morphologie und Genom

Die Familie der Herpesviridae zeichnet sich durch einen typischen Aufbau des Virus aus. Das Genom der Viruspartikel besteht aus einer doppelsträngigen linearen DNA, deren Molekulargewicht bei den verschiedenen Virusarten zwischen 80 und 150 x 10^6 D (ca. 120 – 230 Kbp) variiert. Das Core enthält die Virus-DNA. Dabei handelt es sich um einen elektronenmikroskopisch dicht erscheinenden Innenkörper, der 25 – 30 nm misst. Es wird von einem Nukleokapsid umgeben, das aus 162 Kapromeren besteht und einen Durchmesser von 100 nm hat. Das Kapsid wird aus 150 im äußeren Abschnitt röhrenförmigen hexagonalen und 12 pentagonalen Kapsomeren in ikosaedischer Anordnung gebildet. Zwischen dem Kapsid und der Hüllmembran befindet sich das Tegument (Roizman und Furlong, 1974). Es handelt sich um ein elektronendichtes amorphes Material, welches bis zu 20 verschiedene regulatorisch aktive Proteine enthält. Während der Infektion gelangen diese mit in die Wirtszelle. Das Tegument variiert in seiner Dicke und bestimmt damit den Durchmesser des Virions mit (Falke et al., 1959), der zwischen einem Durchmesser von 150 und 200 nm variieren kann. Das Virus ist oberflächlich von einer Doppellipidmembran (envelope) umgeben, die das Virus bei der Knospung (budding) des Viruskapsids durch die Kernmembran der Wirtszelle erhält. Auf der Virusoberfläche befinden sich 8 nm lange Spikes (Wildy und Watson, 1962). Dabei handelt es sich um virale Glykoproteine, von denen mindestens zwölf differenziert werden können (Roizman und Sears, 1993). Diese Glycoproteine erfüllen wichtige Funktionen. So sind sie z.B. bei der Adsorption der Viruspartikel an den Zellrezeptoren der Wirtszelle, so wie an der Penetration und auf an Aufnahme der Viren in die Zelle und an der Induktion der Antikörper beteiligt.

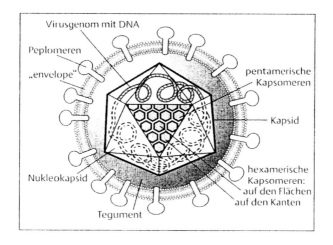

Abb. 1: Schematische Darstellung des Virion von Herpesviren
(aus Doerr, H.W. ; Gerlich, W. H. (Hrsg.), Medizinsche Virologie,
Georg Thieme Verlag, Stuttgart – New York, 2002, S.:373)

Die lineare doppelsträngige DNA des Herpes-simplex-Virus ist 152.000 Basenpaare lang. Sie besteht aus zwei Sequenzen, unterteilt in ein langes Segment (long) [126 Basenpaare] und in ein kurzes Segment (short) [26.000 Basenpaare]. Jedes Segment erhält einen Abschnitt einheitlicher Sequenzfolgen. Diese werden als unique long region (UL) und unique short region (US) bezeichnet.

Die Genomregion, die aus Sequenzwiederholungen bestehen, befinden sich an den Genomenden (TR = terminal repeats) und innerhalb des Genoms (IR = internal repeats).

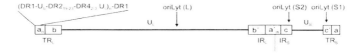

Abb. 2: Genomaufbau eines Herpes-simplex Virus

(aus Modrow S.; Falke D.(Hrsg.), Molekulare Virologie,

Spektrum Akademischer Verlag,Heidelberg-Berlin,2003, S.:549)

Da beim Epstein-Barr-Virus jeder Virusstamm eine spezifische Anzahl von verschiedenen Wiederholungseinheiten aufweist, ist die Genomlänge der Epstein-Barr-Viren heterogen. Der B 95-8-Stamm des Epstein-Barr-Virus verfügt z.b. über ein Genom von ca. 172.000 Basenpaaren Länge. An den Genomenden findet man eine unterschiedliche Anzahl von Wiederholungseinheiten (TR), die in gleicher Orientierung vorliegen. Die internen repeats (IR), die in Abhängigkeit vom Virusstamm in unterschiedlicher Anzahl aneinander gereiht sind, teilen das Genom in einen kurzen Abschnitt (US) (12.000 Basenpaare) und einen langen Abschnitt (UL) (134.000 Basenpaare) einheitlicher Sequenzen. Das UL-Segment wird von drei weiteren Abschnitten kurzer Gensequenzen unterbrochen und lässt sich so weiter unterteilen.

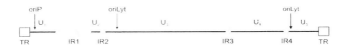

Abb. 3: Genomaufbau eines Epstein-Barr Virus

(aus Modrow S.; Falke D.(Hrsg.), Molekulare Virologie,

Spektrum Akademischer Verlag,Heidelberg-Berlin,2003, S.549)

2.3 Die Virusreplikation

Die Infektion erfolgt indem spezifische Rezeptoren der Hüllglykoproteine an passende Rezeptoren der Zellmembran binden. Diesen Schritt bezeichnet man als Adsorption (Abb.2.4). Bei EBV handelt es sich um die Interaktion des Proteins gp 220 / 350 mit dem CD 21-Protein (Tanner, 1987), und bei HSV um die Interaktion des gB- und / oder gC-Proteins mit Heparansulfat auf der Zelloberfläche und des gD-Proteins mit zellulären Membranproteinen (Roizman und Sears, 1996). Darauf erfolgt die Fusion der Virushülle mit der Zellmembran der Wirtszelle. Ferner können Herpesviren auch Zellen infizieren, die diese Rezeptoren nicht besitzen. In diesem Fall spricht man von einer Membranfusion, die sich dadurch auszeichnet, dass die Membranen der infizierten Zellen mit denjenigen von nicht infizierten Zellen verschmelzen. Aufgrund dieser Tatsche können Capside direkt von Zelle zu Zelle weitergegeben werden (Modrow et al., 2003). Nachdem die virale DNA freigesetzt und in den Zellkern gelangt ist, beginnt die Transkription der Gene, die kaskadenartig in drei Phasen verläuft (Schneweis, 2001). Zuerst werden die immediate early-Proteine synthetisiert, die Regulationsfunktionen ausüben. Nach dem Transport in den Kern aktivieren sie Promotoren der delayed early-Gene. Zu den delayed early-Proteinen gehören Enzyme und Glykoproteine, die für die Replikation des Virusgenoms verantwortlich sind (z.B. DNA-Polymerase, Thymidin-Kinase, Ribonukleotid-Reduktase). Die DNA-Replikation des Virusgenoms erfolgt über den Weg des rolling-circle. Parallel dazu werden die late-Proteine synthetisiert, die Strukturproteine darstellen und in die Zytoplasmamembran und in die innere Kernmembran eingebaut werden.

Der Zusammenbau (assembly) der Virionen erfolgt zuerst durch die Synthese von Capsiden, die die DNA aufnehmen. An die nun DNA-haltigen Capside binden sich Tegumentproteine. Sie verbinden sich mit den Glycoproteinen der inneren Kernmembran. Die Endmontage des Viruspartikeles erfolgt durch die Bildung von Einstülpungen und der Abschnürung. Die Freigabe des Virus erfolgt über das endoplasmatische Retikulum und den Golgi-Apparat (Abb.4).

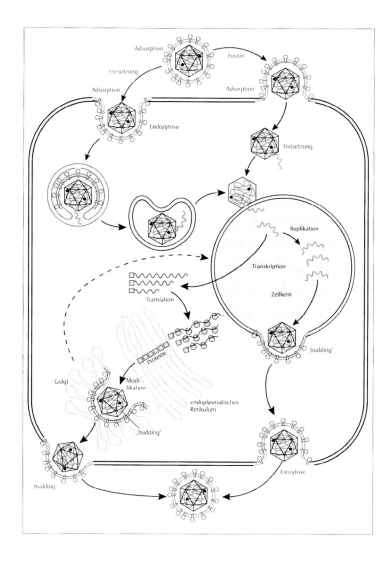

Abb. 4: Schematischer Ablauf der Virusreplikation bei einem Herpesvirus
(aus: Doerr, H.W. ; Gerlich, W. H. (Hrsg.), Medizinsche Virologie,
Georg Thieme Verlag, Stuttgart – New York, 2002, S.16)

2.4 Herpes simplex-Virus-1

2.4.1 Epidemiologie

Ansteckungsquelle sind akut Erkrankte und inapparente Virusausscheider. Die Übertragung kann durch direkten Schleimhautkontakt, Tröpfchen- und Schmierinfektionen zustande kommen. Die orale Infektion mit HSV-1 erfolgt frühzeitig, bis zur Pubertät sind ca. 40 % der Jugendlichen durchseucht, im mittleren Erwachsenenalter über 80 % (Whitley, 1996, Ship et al. 1961, Ship et al. 1977). Inapparente Rekurrenzen kommen bei allen Infizierten vor. Von mehr oder weniger häufigen und heftigen Rezidiven ist etwa ein Drittel der Bevölkerung betroffen (Friedman et al.,1977, Ship et al.,1967, Ship et al.,1977). Der Abstand zwischen zwei Rezidiven kann zwischen einigen Tagen und mehreren Jahren liegen. Die meisten Patienten leiden jedoch 2-3 mal im Jahr an Herpes-Rezidiven (Shaw et al., 1985).

2.4.2 Pathogenese

Die Übertragung von Herpes simplex-Viren erfolgt durch virushaltigen Speichel und direkten Schleimhaut-zu-Schleimhaut- oder Schleimhaut-zu-Haut-Kontakt. Darauf repliziert sich HSV-1 in parabasalen und mittig liegenden Epithelzellen. Histopathologische Untersuchungen zeigen eine Lyse der infizierten Zellen, lokale Entzündungszeichen und die Entstehung von oberflächlichen dünnwandigen Blasen auf der entzündeten Basisfläche. Die Vakuolisierung der Keratinozyten ist die erste zytoplasmatische Veränderung der Zellen (Huff et al., 1981).
Es bilden sich mehrkernige Zellen (Synzytien) mit ballonartiger Entartung (zytopathischer Effekt), Ödem und charakteristischen intranukleären Einschlüssen. Die gesamte Epidermis kann betroffen sein, wohingegen die Dermis immer von den Veränderungen unberührt bleibt (Huff et al., 1981).
Im Menschen gelangen die Viren während der akuten Infektion über Zell-zu-Zell-Kontakte in freie Nervenendigungen, die das infizierte Gewebe

versorgen, und von dort über die Axone der sensorischen Fasern in die dazugehörigen Ganglien.

Nach der Wanderung der tegumenthaltigen Capside zurück in die Haut können sie in einem zweiten Schub der Primärinfektion zu verstärkter Bläschenbildung führen (Modrow et al., 2003).

Nach der Primärinfektion findet man episomale Virusgenome in den Neuronen der Ganglien (Trigeminus- und Ciliarganglien). Das Virus wird in den erhaltenen Neuronen, von der zellulären und humoralen Immunabwehr unerreicht, latent und verbleibt in einem sich nicht reproduzierendem Zustand in den Nervenzellen.

Es gibt allerdings auch Hinweise darauf, dass einige Virione latent außerhalb des Nervensystems im Epithel der Lippenschleimhaut und der Kornea der Augen verweilen (Spruance, 1996).

Ausgehend von diesem Zustand der Latenz besteht auch die Möglichkeit einer Reaktivierung, die häufig durch Triggerfaktoren und eine Veränderung der zellvermittelten Immunität ausgelöst werden. (Spruance et al., 1995; Spruance, 1996; Schmidt et al., 1985 ;Schmidt et al. 1991).

Nach einer Reaktivierung wandert das Virus vom Ganglion entlang der Nervenleitschiene zurück in die Haut. Hier verursacht das Herpesvirus erneut Entzündungen mit Bläschenbildung, die durch die Aktivität der Makrophagen sowie Interferonbildung eingegrenzt werden.

Ob ein Individuum überhaupt an Rezidiven leidet, hängt nach einer Theorie von Spruance von der Art der Immunantwort auf die Primärinfektion ab. Eine TH2-Antwort, bei der Interleukin 4, 5 und 10 gebildet und die Antikörperproduktion angeregt wird, kann späteren Rekurrenzen in der Haut oder im Ganglion nicht vorbeugen. Eine TH1-Antwort dagegen induziert über Stimulation von Lymphozyten die Bildung von Interleukin 2 (IL-2), γ-Interferon (IFN-'y) und Zytokinen, die antivirale Wirkung haben und einen Schutz gegen die HSV-1-Infektion und Rezidive bilden (Spruance, 1995). Eine Vielzahl von endogenen und exogenen Faktoren können als Stimuli die Reaktivierung von latentem HSV-1 auslösen. Nach Häufigkeit geordnet sind dies: Emotionaler Stress, Krankheit (Erkältung, Grippe, Fieber), Sonnenlicht-exposition, Verletzung der Lippe, Erschöpfung, Müdigkeit, Menstruation, aufgesprungene Lippen, Wechsel der Jahreszeiten (Spruance, 1992).

2.4.3 Klinik

Betrachte man die die klinische Symptomatik ist es sinnvoll zwischen einer Primärinfektion und der klinischen Reaktivierung zu unterscheiden.

Die Primärinfektion tritt bei Kindern unter fünf Jahren meist mit den Symptomen einer Gingivo-Stomatitis und einer Pharyngitis auf. Die Infektion verläuft meist asymptomatisch bzw. inapparent, obwohl sich in den Schleimhautepithelien eine Virusproduktion manifestiert. Zu schweren Krankheitsverläufen kann es besonders bei älteren Kindern, jungen Erwachsenen und immunsupprimierten Personen kommen.

Die symptomatische Infektion weist Inkubationszeiten von 2-12 Tagen auf und ist von Fieber, Schüttelfrost, Muskel- und Gelenkschmerzen, sowie Halsschmerzen mit pharyngealem Ödem und Rötung begleitet. Man findet häufig eine generalisierte Lymphadenitis mit besonders deutlicher Ausprägung am Hals, gelegentlich auch eine Milzvergrößerung. Nur in seltenen Fällen sind Encephalitiden mit der Infektion verbunden. Bei immungeschwächten Patienten findet man auch Krankheitsverläufe mit Hepatitiden, Ösophagitis und schweren Hautulcerationen.

Nach ein paar Tagen entwickeln sich vorübergehend vesikuläre Bläschen auf der pharyngealen und oralen Mukosa, wobei besonders die keratinisierten Anteile betroffen sind (Maeglin, 1987; Bickel et al., 1996 und Eisen, 1998). Die Bläschen ulzerieren schnell und vermehren sich auch am weichen Gaumen, in der Wangenschleimhaut, auf der Zunge, an den Lippen und am Mundboden und heilen unbehandelt nach etwa 14 Tagen ab.

Die Rezidive hingegen treten meist in Form von kleinen Bläschen auf, die die Hautbezirke des maxillären und mandibulären Astes des Nervus trigeminus befallen. Betroffen sind die Unterlippe stärker als die Oberlippe und zu 10 % der periorale Bereiche. Das Auftreten der Rezidiv-Läsionen an meistens der gleichen extraoralen Stelle hängt von einer intakten Nervenbahn vom Ganglion zur Peripherie ab (Hill et al., 1983). In diesem Zusammenhang ist die Entwicklung einer klassischen Läsion von Interesse, die Spruance (1992) in sieben Stadien gegliedert hat.

Das Prodromalstadium dauert einen halben Tag und ist dadurch gekennzeichnet, dass die Virusreplikationsrate bzw. die späteren Schritte der Virusgenese lokal im Epithel am höchsten sind und damit eine Nervenreizung bzw. das Kribbeln verursachen. Das Bläschenstadium dauert ca. einen Tag. Während des Bläschenstadiums nimmt die Virusreplikation schon wieder stark ab und das Virus geht in sein Latenzstadium im Ganglion über.

Einen Tag liegt das folgende Stadium vor, das durch einen Ulcus oder die weiche Kruste gekennzeichnet ist. Darauf folgt für fünfeinhalb Tage die feste Kruste und Schorf. Abschließend lassen sich für ein bis zwei Tage ein roter Fleck und die noch bestehende Schwellung beobachten.

Der Heilungsprozeß dauert ohne Behandlung ca. 9-10 Tage.

Das Virus läßt sich für ca. 14 — 21 Tage aus Abstrichen aus den Läsionen isolieren (Juel-Jensen, 1990). Serologisch läßt sich eine Primärinfektion durch das Vorhandensein von HSV1-spezifischen IgM-Antikörpern schon am Ende der ersten Krankheitswoche nachweisen.

Differentialdiagnostisch sind bei dem klinischen Erscheinungsbild z.B. eine Streptokokken- oder Diphterie-Pharyngitis, eine Herpangina, eine Aphthenstomatitis oder eine Mononukleose auszuschließen (Hirsch und Schooley, 1983).

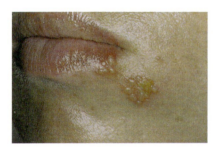 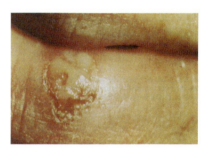

Abb. 5   Abb. 6

Abb. 5:Herpes simplex

    (aus: Allgemeine Chirurgie - Band 1, Schwenzer N.; Ehrenfeld M. (Hrsg.),

    Georg Thieme Verlag, Stuttgart – New York; 2000; S.168)

Abb. 6:Rezidivierender Herpes labialis

    (aus: Zovirax Therapie-Ergebnisse, Deutsche Wellcome GmbH, Burgwedel,1985)

2.4.4 Therapie und Prophylaxe

Zur Behandlung von HSV-Infektionen stehen eine Reihe von Präparaten zur Verfügung, die in der Lage sind spezifisch die Virusreplikation zu hemmen. Neben den nukleosidanalogen Verbindungen Aciclovir, Brivudin, Famciclovir und Valaciclovir wird auch das Pyrophosphatanalogon Foscarnet eingesetzt. Penciclovir, Idoxuridin und Trifluridin werden nur topisch angewandt.

Das Wirkungsspektrum der Nukleosidanaloga ist von dem Vorhandensein des viralen Schlüsselenzyms Thymidin-Kinase vorgegeben. Die Triphosphate der Nukleosidanaloga hemmen die viralen DNA-Polymerasen bzw. werden als "falsches" Substrat des Enzyms in die wachsende DNA-Kette eingebaut, was bei Aciclovir/ Valaciclovir zum Kettenabbruch führt. Bei den anderen Hemmstoffen ist eine Inkorporation in die DNA möglich.

Foscarnet hemmt die virale DNA-Polymerase zahlreicher DNA- und RNA-Viren durch die Unterbindung des Austausches von Pyrophosphat und wirkt auch gegen Thymidin-Kinasenegative HSV-Virusstämme, die gegenüber Nukleosidanaloga resistent sind.

Resistente HSV-Stämme bereiten nur bei immunsupprimierten Patienten Probleme. Bei immunkompetenten Personen wurde trotz der breiten Anwendung von Aciclovir über nahezu 2 Jahrzehnte keine klinisch relevante Resistenzentwicklung beobachtet.

Für HSV-Infektionen gibt es noch keine wirksame Immunprophylaxe. Impfstoffe auf der Basis von rekombinanten Glykoproteinen befinden sich in der klinischen Erprobung. Die Reaktivierung des Virus kann aber nur symptomatisch oder prophylaktisch behandelt werden, nicht jedoch das Virus aus seinem latenten Zustand eliminiert werden.

Um die Primärinfektion mit HSV zu verhindern, sollte der Kontakt mit infektiösen Sekreten vermieden werden.

2.5 Epstein-Barr-Virus

2.5.1 Epidemiologie

Das Epstein-Barr-Virus ist weltweit verbreitet. Wie bei anderen Herpesviren auch, beeinflussen die sozialen und hygienischen Bedingungen den Zeitpunkt der Primärinfektion im Leben eines Menschen. So sind in afrikanischen Ländern mehr als 95 % aller Individuen im Alter von einem Jahr mit EBV infiziert, während eine so hohe Durchseuchung in Nordamerika und Mitteleuropa erst im mittleren Erwachsenenalter erreicht wird (Modrow et al., 2003). Die Übertragung findet hauptsächlich über Speichel statt. Dieser Übertragungsweg gab der mit der Infektion verbundenen Mononukleose die Bezeichnung „kissing desease". EBV konnte auch in Zervixsekreten nachgewiesen werden, jedoch gibt es bisher keinen Anhalt für einen venerischen Übertragungsmodus. Auch parenterale Übertragungen im Zusammenhang mit Transfusionen und Bluttransfusionen sind beobachtet worden. (Gärtner und Müller-Lantsch, 2001)

2.5.2 Pathogenese

Die Übertragung erfolgt durch kontaminierten Speichel oder Rachensekret sowohl über epithelständige B-Lymphozyten des lymphatischen Gewebes im Epi- und Oropharynx als auch über die Mundschleimhäute, insbesondere die Tonsillen und den Zungenrand (Popow-Kraupp, 2000; Weidauer, 2001).

Um die Pathogenese besser nachvollziehen zu können, sollen zuerst die Prozesse in den B-Lymphozyten und dann die Prozesse in den Epithelzellen des Oro- und Nasopharynx erläutert werden.

Als zellulärer Rezeptor für die EBV Adsorption an Körperzellen konnte der Komplementrezeptor CD21 identifiziert werden, von dem die B-Lymphozyten auf ihrer Oberfläche eine hohe Konzentrationen aufweisen (Watry et al., 1991).

Die Infektion verursacht eine polyklonale Aktivierung der B-Zellen mit der Folge einer massiven Immunantwort, die sich klinisch in den Symptomen der infektiösen

Mononucleose äußert. Das Virus repliziert sich in der Frühphase der Infektion in einem Teil der B-Zellen lytisch, wodurch infektiöse Viruspartikel freisetzt werden (Falke, 1999). Die anschließende zelluläre Immunantwort richtet sich dann vor allem gegen die Zellen, welche die Proteine des produktiven Zyklus synthetisieren.

In anderen infizierten B-Lymphocyten reprimieren Faktoren die Expression des immediate early-Gens BZLF1 und somit den lytischen Zyklus. Es etabliert sich eine latente Infektion, in der das linerare Virusgenom zur zirkulären Form geschlossen wird und als Episom vorliegt. Während des Latenzstadiums werden nun bestimmte Antigenkomplexe gebildet, die die Latenz aufrechterhalten und teilweise transformierende Eigenschaften haben. Auf einige soll nur stichwortartig eingegangen werden: EBNA 1 fördert die Replikation des Virusgenoms als Episom; EBNA 2, EBNA 3A und C, EBNA-LP und die latenten Membranproteine sind für die Immortalisierung der Zellen verantwortlich und ermöglichen ihnen die kontinuierliche Teilung. Die EBER-RNA verhindert, dass apoptotische Prozesse und inter-feronvermittelte Abwehrmechanismen aktiv werden (Modrow et al., 2003). Diese EBV-positiven B-Lymphocyten entgehen daher der Immunantwort, bleiben im Körper erhalten und stellen das Virusreservoir. Aus dem Latenzstadium können infizierte B-Zellen reaktiviert werden, indem in diesen Zellen der lytische Vermehrungszyklus und die Synthese infektiöser Viren induziert wird. Die Regulation der Reaktivierung erfolgt sequentiell in einer Kaskade, an deren Anfang das Z-Protein (ZEBRA) steht. Dieser Vorgang führt zur Eliminierung der Zellen durch cytotoxische T-Zellen, die Epitope der immediate early-Proteine erkennen. Wichtige T-Zell-Epitope, die von cytotoxischen T-Lymphocyten erkannt werden, konnte man in funktionell wichtigen Regionen des BZLF 1 - Proteins identifizieren (Kieff ,1996).

Die Epithelzellen des Oro- und Nasopharynx sind eine weitere Zellpopulation, die das Epstein-Barr-Virus infizieren kann. So erfolgt die Primärinfektion meist über die Infektion des Oropharynx mit lokaler Virusreplikation in der Mundschleimhaut (Kieff, 1996).

Auf der anderen Seite können die Epithelzellen von den Epstein-Barr-Viren infiziert werden, die von einem Teil der B-Zellen produziert werden beziehungsweise durch die Fusion infizierter B-Zellen mit den Epithelzellen in diese Gewebe gelangen (Modrow et al., 2003).

Bezüglich der Epithelzellen besteht eine Interdependenz zwischen dem Differenzierungszustand der infizierten Zellen und dem lytische Infektionszyklus. So erfolgt mit zunehmender Differenzierung der Zellen der Transport der viralen Transaktivatoren in den Kern, wo sie die Kaskade der Virusgenexpression des lytischen Zyklus induzieren. Die an der Oberfläche exponierten Zellen scheiden das Virus schließlich in den Speichel aus (Gärtner und Müller-Lantsch, 2001).

2.5.3 Klinik

Im Kindesalter verläuft die Primärinfektion mit dem Epstein-Barr-Virus meist asymptomatisch. Erfolgt sie bei Jugendlichen oder Erwachsenen, treten gehäuft die Anzeichen einer infektiösen Mononucleose auf. Die Inkubationszeit dieser selbstlimitierenden, lymphoproliferativen Erkrankung – die auch als Pfeiffersches Drüsenfieber bezeichnet wird - beträgt durchschnittlich vier bis sechs Wochen. Sie äußert sich mit Halsschmerzen, Fieber, geschwollenen Lymphknoten und tränenden Augen. Zudem entwickeln sich häufig im Tonsillenbereich schmierig fibrinöse, wenig fest haftende, weißliche bis gelbliche Beläge, welche einen süßlichen Foetor ex ore bedingen können (Seifert, 1996).

Häufig findet man zwei bis drei Wochen nach Beginn der symptomatischen Phase Milzschwellungen. Meningitiden oder Gelenkentzündungen werden hingegen selten beobachtet (Modrow et al., 2003). Da das Virus neurotrop ist, kann es vereinzelt zu Hirnnervenaffektionen, zum Beispiel einer peripheren Fazialisparese, kommen (Hojberg et al., 2005). Die Symptome klingen allerdings üblicherweise nach einigen Wochen ab.

Das Virus etabliert sich über die Infektion der B-Zellen und bleibt so in einem Latenzstadium im Organismus erhalten.

Aus dem Latenzstadium kann EBV jederzeit reaktiviert werden, was wiederum zur Virusvermehrung und Virusausschüttung führen kann. Dies geschieht bevorzugt bei einer Immunsuppression im T-Zell Bereich.

Aber auch bei Immungesunden sind Reaktivierungen von EBV-infizierten B-Lymphozyten und Virusreplikation im Oropharynx üblich und verlaufen asymptomatisch (Gärtner und Müller-Lantsch, 2001).

In seltenen Fällen klingen die Symptome der infektiösen Mononucleose nicht vollständig ab und die Patienten entwickeln eine chronisch-persistierende Infektion. Die Symptome dieser chronisch-aktiven Infektion wie Müdigkeit, Abgeschlagenheit und Lymphknotenschwellungen sind schwächer ausgeprägt als bei der infektiösen Mononucleose und können über Monate und Jahre hinweg andauern. In Einzelfällen können Patienten das Virus prolongiert oder sogar lebenslang über den Speichel ausscheiden (Tanner et al., 1987; Babcock et al., 1988).

Tödliche Verläufe der infektiösen Mononucleose treten familiär gehäuft bei Männern auf und sind mit Gendefekten auf dem X-Chromosom korreliert (XLP-Syndrom).

EBV ist mit menschlichen Tumorerkrankungen assoziiert, insbesondere mit dem Burkitt-Lymphom, dem Nasopharynx-Karzinom und dem Hodgin-Lymphom.

Die Diagnostik erfordert die Ergänzung der klinischen Untersuchung durch eine Sonographie des Kopf-Hals-Bereiches und laborchemische Untersuchungen (Ständer et al., 2007). Hierbei ist das Differentialblutbild und der Mononukleoseschnelltest von besonderer Bedeutung. Die Spezifität dieses kommerziell erhältlichen Schnelltests auf Hämagglutinationbasis beträgt in Abhängigkeit vom Hersteller 80 bis 100 Prozent (Bruu et al., 2000).

Antikörper gegen das „Epstein-Barr nukleäre Antigen" (EBNA) lassen sich erst zwei bis vier Wochen nach der klinischen Manifestation einer infektiösen Mononukleose nachweisen sind dann allerdings ein lebenslanger Marker für eine abgelaufene EBV Infektion (Dünne und Werner, 2002).

Differentialdiagnostisch ist es wichtig die initiale Symtomatik einer infektiösen Mononukleose von einer abzeß- oder tumorbedingten submandibulären Schwellung zu unterscheiden (Ständer et al., 2007).

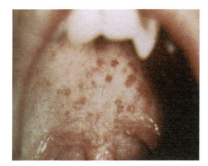
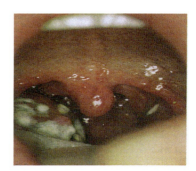

Abb. 7   Abb. 8

Abb. 7:Rachenbefund bei Mononucleosis infectiosa

    (aus: Hof H. ;Müller R.L.; Dörris R. (Hrsg.), Medizinische Mikrobiologie,

    Georg Thieme Verlag, Stuttgart – New York, 2000, S.240)

Abb. 8:Tonsillenbefund bei infektiöser Mononukleose - follikuläres Exsudat

    (aus: Emond R. ;Rowland H.; Welsby P. (Hrsg.), Infektionskrankheiten,

    Ullstein/Mosby, Berlin - Wiesbaden,1995, S.257)

2.5.4 Therapie und Prophylaxe

In vitro sind etliche antivirale Substanzen gegen EBV wirksam. Von den zurzeit erhältlichen Substanzen seien hier Aciclovir, Ganciclovir, Foscarnet und Ciclofovir genannt. Da sich ihr Gebrauch aufgrund der Pathogenese der EBV-Infektion in vivo relativiert, existiert bis heute keine spezifische medikamentöse Therapie.

Virostatika, zum Beispiel Acyciovir, können keinen signifikanten Therapieerfolg erzielen (Torre und Tambini, 1999). Auf Glukokortikoide sollte wegen einer möglichen Immunsuppression verzichtet werden und aufgrund der Gefahr eines Exanthems ist die Gabe von Amoxicillin oder Ampicillin kontraindiziert (Gonzalez-Degado et al., 2006).

So ist die Therapie der Mononukleose symptomorientiert. Da viele Komplikationen bei EBV-Infektionen erst durch die Reaktion des Immunsystems auf die virusinfizierte Zelle zustande kommen, gibt es einige Indikationen, die den Einsatz von Immunsuppressiva (Corticosteroiden) rechtfertigen:

Atemwegsobstruktion, Thrombozythopenie oder hämolytischer Anämie.

Sehr selten können Obstruktion der oberen Atemwege eine Tonsillektomie (Oddera, 2000) oder sogar eine Tracheotomie erfordern (Boesch et al., 2005).

Ein Impfstoff zur aktiven oder passiven Immunisierung steht gegenwärtig noch nicht zur Verfügung und EBV-assoziierte Tumoren werden nach den gängigen Tumortherapieschemata behandelt.

Um die Primärinfektion mit EBV zu verhindern, sollte der Kontakt mit infektiösen Sekreten vermieden werden.

2.6 Molekularbiologische Methode des DNA-Nachweises (PCR)

Durch die Polymerase-Ketten-Reaktion (PCR) besteht die Möglichkeit, direkt aus dem Abstrichmaterial geringste Mengen von Virusgenomen oder –transkripten zu amplifizieren und zu entschlüsseln. Ferner erfolgt bei dieser Methode in kurzer Zeit eine mengenmäßig starke Anreicherung der Fragmente in vitro (Saiki et al. 1985; Mullis und Faloona, 1987).

Seit ihrer Entwicklung durch Mullis (1983) hat sie eine breite Anwendung in der molekularbiologischen Forschung und Diagnostik gefunden und wird gegenwärtig zu den Standardmethoden gezählt.

Die Synthese der DNA-Sequenzen erfolgt durch die zyklische Wiederholung von drei aufeinander folgenden Schritten (Saiki et al., 1988):

1. Denaturierung der DNA durch Hitzeeinwirkung
2. Bindung zweier Primer (Oligonukleotide), die zu je einem der DNA-Stränge komplementär sind
3. hitzestabile DNA-Polymerase synthetisiert die von den Primern flankierte DNA-Sequenz

Durch die ca. 40-fache Wiederholung des wenige Minuten dauernden Zyklus entsteht eine vielfache Menge des gewünschten DNA-Fragments, da dieses unter definierten Reaktionsbedingungen exponentiell amplifiziert wird (= Standard-PCR). Bedingt durch die Tatsache, dass die neu synthetisierten Stränge von der zweiten Generation eine definierte Länge aufweisen, lassen sie sich z.B. mit der Gel-Elektrophorese nachweisen.

Die Nested-PCR zeichnet sich dadurch aus, dass zwei Amplifikationsreaktionen hintereinander geschaltet werden, wodurch man die Spezifität erhöht. Die Zielsequenz wird hierbei mit Hilfe zweier unterschiedlicher Primerpaare amplifiziert. Die inneren Primer binden an das bereits von den äußeren Primern flankierte Amplifikat und dienen somit auch zur Überprüfung der Spezifität der ersten Reaktion (Rolfs et al.,1992).

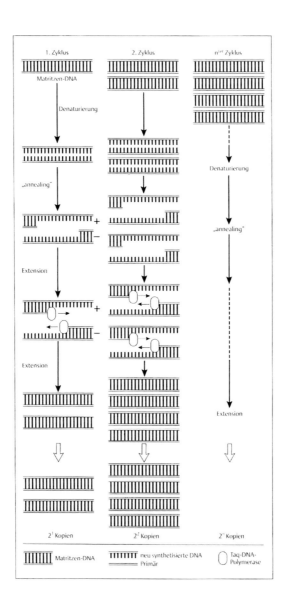

Abb.: 9: Übersichtsschema zur PCR

(aus: Doerr, H.W. ; Gerlich, W. H. (Hrsg.), Medizinsche Virologie, Georg Thieme Verlag, Stuttgart – New York, 2002, S.79)

2.7 Ziel der Arbeit

Klinische und subklinische Reaktivierungsprozesse von Herpesviren – insbesondere HSV-1 und EBV – sind in der Vergangenheit immer wieder in klinischen Forschungen thematisiert worden. Dabei besteht ein wichtiger Teilaspekt in der Abschätzung und Eindämmung der von ihnen ausgehenden Infektionsgefahr.

Die Wahrscheinlichkeit einer Übertragung ist bei der Ausübung der zahnärztlichen Tätigkeit besonders erhöht. Dies hängt auf der einen Seite damit zusammen, dass sich die Erkrankungen überwiegend im oro-facialen Bereich manifestieren (HSV-1) bzw. das Virus über den Speichel übertragen wird (EBV). Auf der anderen Seite ist psychischer Stress nachweislich ein entscheidender Triggerfaktor sowohl von HSV-1- als auch von EBV-Reaktivierungen. Die Tatsache, dass der Gebrauch von Mundschutz, Schutzbrillen und Handschuhen von einem Teil der Zahmediziner vernachlässigt wird, wirkt sich ebenfalls positiv auf die Transmissionswahrscheinlichkeit aus.

Der Nachweis kleinster Mengen von Virus-DNA in Speichelproben bzw. Schleimhautabstrichen ist durch die Anwendung von einer Standard- bzw. Nested-PCR möglich und in der Diagnostik und Forschung etabliert.

Nach Sichtung der gängigen Literatur gibt es keine Angaben über die Häufigkeit der Rezidive (klinisch und subklinisch) bei immunkompetenten Personen, die über einen Zeitraum von einem Jahr kontinuierlich in wöchentlichen Abständen untersucht wurden.

Ziel der vorliegenden Studie ist es, bei immunkompetenten Personen die Frequenz der subklinischen Reaktivierungen von HSV-1 und EBV aufzuklären.

Es soll festgestellt werden, ob sich bei HSV-1 Interdependenzen zwischen der Häufigkeit der Rekurrenzen (=subklinische Reaktivierungen) der Rekrudeszenzen (=klinische Reaktivierungen) zeigen und sich Korrelationen zwischen EBV- und HSV-1 Reaktivierungen nachweisen lassen.

# 3.	Material und Methoden

## 3.1	Material

### 3.1.1	Geräte

Autoklav	Memmert (elektronisch geregelter Wärmeschrank)
	UE BE ULE 400-800; Memmert, Schwabach
	Validator Plus; Siemens, Bensheim
Blotter	Turbo-Kapillarblottgerät; Schleicher&Schuell,
	Dassel
Brutschrank	Modell 2737; Köttermann, Uetze-Hänigsen
Dokumentation	The Imager; Apiligene, Straßburg, Frankreich
Gelelektrophorese	
Kammer	GNA 100; Pharmacia, Freiburg
Netzgerät	GPS 200/400; Pharmacia, Freiburg
Heizblöcke	Mufti-block; Lab Line, Melrose Park, USA
	Thermomixer 5436; Eppendorf, Hamburg
Magnetrührer	
(beheizt)	MR 2002; Heidolph, Kelheim
PCR-Block	Trio-Thermoblock; Biometra, Göttingen
ph-Meter	Digital ph-Meter; Knick, Berlin
Photometer	Multiscan MCC/340 Titertek; EFLAB, Helsinki,
	Finnland
Rüttler	Infors AG, Bottmingen
Thermomixer	5436; Eppendorf, Hamburg
Vortexgerät	Minivortex REAX 2000; Heidolph, Kelheim
Waagen	BA 21OS, BA 160P, BA 11OS und BA 61;
	Sartorius, Göttingen

Werkbänke	M+W 2436; Meissner und Wurst, Frankfurt a.M.
	C 600 ; CEAG Schirp, Bork
	Scholzen, Kriens
Wasserbad	GFL 1083; GFL, Burgwedel
Zentrifugen	5417 und 5402; Eppendorf, Hamburg
	Mikro 12-24; Hettich, Tuttlingen

3.1.2 Verbrauchsmaterialien

Fa. Biozym, Hess. Oldendorf
Sterifilter-Pipettenspitzen
Fa. Schleicher&Schuell, Dassel
NY 12 Nytran Membran (positiv geladen) 0,2 pm; Filterpapier GB 002 und GB 004
Fa. Sigma, Deisenhöfen
Mineralöl
Fa. Diagonal, Münster
Pipettenspitzen, Eppendorfbecher, Parafilm, Wattestäbchen
Fa. Abbott, Wiesbaden-Delkenheim
Pipettenspitzen

3.1.3 Chemikalien, Enzyme und andere biochemische Agenzien

Fa. AppliChem, Darmstadt
NaCl
Fa. Biochrom, Berlin
Phosphat-gepufferte Salzlösung (PBS)

Fa. Boehringer, Mannheim

DIG DNA Labeling und Detektion Kit

Fa. Fluka Chemie AG, Buchs, Schweiz

Sarkosyl

Fa. GeneCraft, Münster

BSA (Albumin), $MgCl_2$

Fa. Gerbu, Gailberg

EDTA

Fa. ICN, Aurora, USA

Sodium Dodecyl Sulfat (SDS)

Fa. Life Technologies, Eggenheim

Tris-HCL; Primerpaare

Fa. MBI Fermentas, St. Leon-Roth

100 bp DNA Ladder,Taq DNA-Polymerase und 10x-Puffer

Fa. Merck, Darmstadt

NaOH; $NaH_2PO_4.H_2O$; $Na_2HPO_4.2H_2O$; $MgCl_2$

Fa. Pharmacia, Freiburg

2'-Desoxynukleosid-5'-triphosphate (dNTPs)

Fa. Quiagen, Hilden

DNA-Gel-Extraktion-Kit QIAEX / DNA-Gel-Extraktion-Kit QIAEX II

Fa. Roth, Karlsruhe

Agarose

Fa. Schuchardt, Hohenbrunn

N-lauroylsarcosine, Maleinsäure

Fa. Virotech, Rüsselsheim

Elisa-Kit für HSV-1 IgM und IgG

3.1.4 Puffer und Lösungen

Lösungen für die Gelelektrophorese:

TAE-Laufpuffer (50x) für Agarosegele

Tris-Acetat	2 M
Natriumacetat	1 M
EDTA	50 mM

Ladepuffer für DNA-Agarosegele (6x)

Bromphenolblau	0,1%
Xylencyanol	0,1%
Glycerin	30%

Lösungen zum Southern-Blotting:

Denaturierungspuffer

NaOH	0,4 M
NaCl	3 M

Transferpuffer

NaCl	3 M
NaOH	8 mM
Sarkosyl	2 mM

Neutralisierungspuffer (2x): 1 M Phosphatpuffer pH 6,8

$Na_2HPO_4 \cdot 2H_2O$	40,4 g/l
$NaH_2PO_4 \cdot H_2O$	24,2 g/l

TE-Puffer

Tris pH 8,0	10 mM
EDTA pH 8,0	1 mM

Lösungen zur Hybridisierung:

Prähybridisierungspuffer

SSC	5x
SDS	0,02 % (w/v)
N-lauroyisarcosin	0,1% (w/v)
Blocking-Lösung aus DIG-Kit	1 %

Waschlösung 1

SSC	2x
SDS	0,1%

Waschlösung 2

SSC	0,1x
SDS	0,1 %

SSC-Puffer

NaCl	3 M
NaCitrat	0,3 M

Lösungen zur DIG-Detektion

DIG-I Waschpuffer

Maleinsäure	0,1 M
NaCl	0,15M

Wurde bei 20°C mit Natriumhydroxid-Plätzchen auf pH 7,5 eingestellt und autoklaviert.

DIG-II Blocking-Lösung (1x)

    10 % Blocking-Lösung in DIG-1 (aus Boehringer DIG-Kit)

DIG-III Detektionspuffer

Tris-HCL	0,1 M
NaCl	0,1 M
$MgCl_2$	50 mM

Wurde bei 20° C auf pH 9,5 eingestellt und autoklaviert.

Färbelösung

    NBT/X-Phosphat

    (aus dem Detektionskit) in DIG III

Diese Lösung wurde immer frisch hergestellt, sofort auf die Membran gebracht und ins Dunkle gestellt. Wasser wurde über eine Hochleistungsionenaustauschanlage (MilliQ) gereinigt. Puffer und Lösungen wurden je nach Erfordernis 30 min bei 121 C autoklaviert.

3.1.5 Virus

VZV für Negativ-Kontrolle: Stamm Webster; ATCC, Rockville, MD, USA

HSV-1 für Positiv-Kontrolle: Stamm F; Roizman, Chikago, IL, USA

EBV für Positiv-Kontrolle: B - lymphoblastoide Zelllinie humanen Ursprungs

               -> EBV-transformierte HR1K-Zellen

               Kühn, Münster, Germany

3.2 Methoden

3.2.1 Klinik

3.2.1.1 Probandenkollektiv

Es wurden 293 Abstriche von 6 Probanden untersucht. Die Probanden entsprachen einem hohen sozioökonomischen Status (Wissenschaftler der Universität Witten/Herdecke sowie Universitätsangestellte). Vier der Probanden waren männlich, zwei weiblich. Das Alter lag zwischen 28 und 62 Jahren.

3.2.1.2 Probengewinnung Oralschleimhaut

In einem Zeitraum von einem Jahr wurden pro Person 48 – 51 Abstriche der oralen Mukosa (pro Kalenderwoche ein Abstrich) entnommen. Dabei wurde mit sterilen Wattestäbchen ein Abstrich des Vestibulums, des Palatums, des Sublingualraumes, des Planum buccale und der Lippen des Probanden genommen. Der Abstrich wurde in ca. 300 µl PBS (pH: 7,0 – 7,2) ausgedrückt, in Eppendorfgefäßen bei 4 – 8 ° C transportiert und darauf bei – 70 ° C tiefgefroren.

3.2.1.3 Blutproben

Von jedem Probanden wurden 6 ml Venenblut entnommen, das zur Verhinderung der Blutgerinnung in EDTA transportiert und anschließend sofort zentrifugiert wurde. Das Serum wurde bei - 20 ° C bis zur Testung gelagert.

3.2.2 Molekularbiologie

3.2.2.1 Probenaufbereitung

Um die Virus-DNA aus den Schleimhautzellen zu extrahieren und zu denaturieren, wurden die in PBS aufgenommenen Abstrichproben bei Zimmertemperatur aufgetaut und für 10 min auf 95 ° C erhitzt. Um eine Renaturierung zu verhindern, wurden die Proben sofort für einige Minuten auf 0 ° C gekühlt. Zur Entfernung des unlöslichen Materials (Watte, Nahrungsreste, Blut) wurden die Eppendorfgefäße für 5 sec bei 10000 rpm zentrifugiert.

3.2.2.2 Polymerase-Ketten-Reaktion (HSV-1-PCR &. EBV-PCR)

Die PCR wurde unter standardisierten Reaktionsbedingungen durchgeführt. Es wurden HSV-1-gB-spezifische Primer bzw. EBV-P_{23}-spezifische Primer und die dazugehörigen Reaktionsansätze verwendet (Tab. 1, 2). Die Ampflifikation wurde mit geringen Modifikationen nach Pohl-Koppe et al. (1992) und Knaup et al. (2000) durchgeführt.

Tab. 1)   Primer-Sequenzen für Standard- und Nested- HSV-1-PCR

Primer HSV-1	Sequenz
Outer Primer A1	5' CAG AAC TAC ACG GAG GCG ATC 3'
Outer Primer A2	5' TCC CCA TAA ACT GGG AGT AGC 3'
Inner Primer B1	5' GCG GTG GTC TTC AAG GAG AAC 3'
Inner Primer B2	5' CGG TGG CCG AAC CAC ACC TGC 3'

Tabelle 2) Primer-Sequenzen für Standard-EBV-PCR

Primer EBV	Sequenz
LO-Primer	5' TGG CGT TGG GGT CGT TTG AT 3'
UP-Primer	5' CGC CTG GCT CGC CTG GAG T 3'

Reaktionsansatz (Mastermix): Volumen 45 µl

Inhalt:

        1) Albumin (BSA) (Endkonz.: 5 µg / 50 µl)

        2) 1x buffer biotherm

        3) $MgCl_2$ (Endkonz.: 1,5 mM)

        4) Taq Bio Therm Polymerase (Endkonz.: 2,5 U / 50 µl)

        5) dNTPs (20 mM jeweils)

        6) PrimerMix (Endkonz.: 50 pmol / 50 µl)

Es wurden 5 µl der aufbereiteten Patientenproben zu 45 µl Mastermix gegeben und dies mit Mineralöl überschichtet. Darauf wurde die Amplifikation begonnen.

Standard-PCR (HSV-1)

Zyklus:

- Initiale Denaturierung: 5 min bei 94 ° C (A)
- Annealing: 30 sec bei 60 ° C (B)
- Elongation: 1 min bei 72 ° C (C)
- Aufschmelzen: 30 sec bei 94 ° C

Die Schritte wurden 40-mal wiederholt um ein 136 bp langes HSV-1-DNA-Segment zu amplifizieren.

Nested-PCR (HSV-1)

Nach Beendigung der Standard-PCR wurden 5 µl des Standard-PCR-Ansatzes zu 45 µl Mastermix mit inner Primern B1 und B2 gegeben.

Zyklus:

- Initiale Denaturierung: 5 min bei 94 ° C
- Annealing: 30 sec bei 60 ° C
- Elongation: 105 sec bei 72 ° C
- Aufschmelzen: 30 sec bei 94 ° C

Die Schritte wurden 27-mal wiederholt, um ein 95 bp Fragment zu amplifizieren.

Die Patientenproben, die kurz nach oder während einer akuten Herpes-Effloreszenz entnommen wurden, wurden zunächst mit Standard-PCR-Technik untersucht. Bei negativem Ergebnis erfolgte die Amplifikation mit Nested-PCR. Die restlichen Proben wurden nach einem Zufallsprinzip codiert und direkt mit Nested-PCR untersucht. Als Negativkontrolle wurde demineralisiertes Wasser verwendet. Positiv-Kontrollen wurden mit DNA vom HSV-1-Stamm F aus laboreigener Zellkultur durchgeführt.

Standard-PCR (EBV)

Zyklus:

- Initiale Denaturierung: 5 min bei 95 ° C
- Annealing: 30 sec bei 60 ° C
- Elongation: 15 sec bei 50 ° C
- Aufschmelzen: 15 sec bei 72 ° C

Die Schritte wurden 40-mal wiederholt um ein 355 bp langes EBV-DNA-Segment zu amplifizieren.

3.2.2.3 Gel-Elektrophorese

Es wurde ein 1,6-%iges Agarose-Gel benutzt, wobei der Versuchsaufbau der vertikalen Submarinetechnik entsprach. Die Probentaschen wurden mit 6 µl amplifizierter Probe und 2 µl Ladepuffer gefüllt. Als Längenstandard wurde 0,7 µl Basenmarker (Gene Ruler^{TM} 100bp DNA Ladder, MBI Fermentas) verwendet. Für den Gellauf wurde eine Spannung von 125 V für ca. 30 min angelegt. Das Anfärben der amplifizierten DNA erfolgte mit dem intercalierenden Fluoreszenzfarbstoff Ethidiumbromid (5 – 10 min in 0,5 µg/ml EtBr-Lösung).

Die Banden wurden mit einer UV-Lampe der Wellenlänge 302 nm visualisiert und dokumentiert.

3.2.2.4 Aufreinigung eines EBV-PCR Amplifikates

Um eine Sequenzierung eines PCR-Amlifikat durchführen zu können, war eine Aufreinigung notwendig. In dem vorliegenden Fall wurde eine Isopropanol-/ Ethanol-Fällung und Agarose Gel Extraktion (QIAEX II) durchgeführt:
Nach erfolgter EBV-PCR wurden zu 50 μl des Reaktionsansatzes weitere 50 μl Isopropanol hinzugegeben. Dieser Ansatz wurde für 10 min bei Zimmertemperatur inkubiert und anschließend für 8 min bei 16000 rpm zentrifugiert. Anschließend wurde das Isopropanol mit der Pipette aus der Suspension entfernt. Darauf wurden 100 μl 70% Ethanol zu dem Reaktionsansatz hinzugegeben und die Suspension für 5 min bei 16000 rpm zentrifugiert. Das Ethanol wurde entfernt und 10 μl H_2O zu der Suspension hinzugegeben.
Die anschließende Agarose-Gel-Elektrophorese erfolgte in oben beschriebener Weise.
Die DNA Gel-Extraktion wurde in Anlehnung an das Protokoll des QIAEX II Agarose Gel Extraction Kit (Quiagen) durchgeführt:
Nach der Fluoreszenzfärbung wurde die EBV-DNA-spezifische Bande aus dem Gel geschnitten und das Gewicht bestimmt. Abhängig von dem Gewicht wurde Solubilisations-Puffer dazugegeben (300 μl QX1 pro 100 mg Gel). Anschließend wurde DNA-bindendes QIAEX II durch 30 sec vortexen aktiviert und 10 μl zu dem Reaktionsansatz hinzugegeben. Es folgte eine Inkubation bei 50° C für 10 min im Thermomixer, wobei QIAEX II durch regelmäßiges vortexen in Lösung gehalten wurde. In diesem Zusammenhang war auf die gelbliche Farbe des Reaktionsansatzes zu achten. Die Suspension wurde für 30 sec bei 14000 rpm zentrifugiert und der Überstand mit einer Pipette entfernt. Durch zweimalige Waschungen und Zentrifugation mit QX1 (500 μl) und PE (500 μl) wurde übrig gebliebene Agarosereste gelöst und mit der Pipette entfernt. Nach der Lufttrocknung für 10-15 min besaß der Reaktionsansatz nun eine weißliche Farbe. Es wurden 20 μl von 10 mM Tris-Cl (pH = 5) hinzugefügt, der Reaktionsansatz gevortext und für 5 min bei Zimmertemperatur inkubiert.

Abschließend wurde der Ansatz für 30 sec zentrifugiert und der Überstand in ein Eppendorfgefäße pipettiert. Es handelte sich dabei um die aufgereinigte DNA. Diese wurde an die MWG BIOTECH AG gesendet, um dort eine Sequenzierung der EBV-PCR Ampifikate durchführen zu lassen.

3.2.2.5 HSV-1 Southern Blotting

Unter UV-Licht wurden die DNA-Bande aus dem Agarosegel herausgeschnitten.

1. Denaturierung

Um die Doppelstränge der DNA zu trennen, wurden - vor dem Transfer auf die Nylonmembran - die DNA-haltigen Gelstücke zweimal für je 30 min in Denaturierungspuffer bei 21 ° C inkubiert. Die Gelstücke wurden für ca. 15 min in Southern Transfer Puffern geschwenkt, danach die einzelsträngige DNA mit Hilfe des S&S Turbo Blotters alkalisch auf eine Nylonmembran transferiert. Die Nylonmembran wurde gleichzeitig in destilliertem Wasser angefeuchtet. Der Turbo Blotter wurde folgendermaßen beschickt: 20 dicke Filterpapierblätter, 4 dünne Blätter und ein dünnes, in Transferpuffer angefeuchteten Blatt. Die angefeuchtete Nylonmembran wurde darauf gelegt und mit den feuchten Gelstücken bestückt. Dabei ist darauf zu achten, dass Luftblasen vermieden werden. Die Schichtung wurde um 3 im Puffer genässte dünne Filterpapiere ergänzt. Den Abschluss bildete ein großes Filterpapierblatt. Die Enden dieses Papierblattes reichten auf beiden Seiten in eine mit Transferpuffer gefüllte Wanne, um die Kapillarkräfte während des Blottens aufrecht zu erhalten. Schließlich wurde eine zum Blotter gehörige Deckpappe (Wick Cover) aufgelegt.

2. Neutralisierung

Nach 70 min wurde der Transfervorgang gestoppt und die Nylonmembran für 5 min in Neutralisationspuffer gelegt und gewaschen.

3.Cross-linking und Trocknung

Die Membran wurde zur DNA-Fixierung für einige Minuten unter UV-Licht gelegt und zusätzlich bei 80 ° C für 20 min im Heissluftschrank getrocknet.

4. Prähybridisierung

Die Inkubation der geblotteten Nylon-Membran fand für 60 min in Vorhybridisierungslösung bei 68 ° C im Wasserbad statt. Um die Doppelstränge der Sonden-DNA zu trennen, wurden pro Membran 12 µl Sonde in 12 ml Prähybridisierungslösung gegeben und für einige Minuten aufgekocht.

5. Hybridisierung

Die Hybridisierung der DNA erfolgte bei leichtem Schwenken mit digoxygenin-markierter DNA-Sonde und vollzog sich in einem Wasserbad bei 68 ° C für 16 – 24 Stunden. Bei der DNA-Sonde handelte es sich um eine Plasmid-DNA, die die komplementäre HSV-1-gB-Sequenz enthielt.

6. Waschung

Um die nicht gebundene DNA-Sonde zu entfernen, erfolgte eine intensive Waschung in den Waschlösungen 1 (2 x 5 min) und 2 (2 x 15 min) bei 68 ° C im Wasserbad und niedriger Salzkonzentration.

3.2.2.6 HSV-1 Detektion

Die Detektion wurde in Anlehnung an die Beschreibung des DIG DNA Labeling and Detection Kit der Firma Boehringer durchgeführt.

Detektionsschritte:

1) Die Membran wurde nach dem Waschen für 1-5 min bei 21° C in DIG I äquilibriert.
2) Es wurde bei 21° C für 30 min eine Inkubation in DIG II durchgeführt.
3) Anti-DIG-AP Konjugat wurde im Verhältnis 1:5000 in DIG II Blocking-Lösung verdünnt, zur Membran gegeben und der Blot bei 21° C für 30 min inkubiert.
4) Die Membran wurde darauf 2 x 15 min in DIG I gewaschen und anschließend 2-5 min in DIG II äquilibriert.
5) Die Detektion mit der Färbelösung erfolgt im Dunkeln und dauerte 5-16 Stunden. Dabei wurde die Membran nicht geschwenkt.
6) Durch Waschen der Membran in H_2O wurde die Reaktion gestoppt. Dies erfolgte nach Erreichen der gewünschten Farbintensität.
7) Die Membran wurde getrocknet, zur Aufbewahrung in Klarsichtfolie eingeschweißt und die Ergebnisse wurden dokumentiert

3.2.2.7 Herstellung der digoxygeninmarkierten HSV-1 DNA-Sonde

Unmarkierte Nukleotide und Plasmid-DNA (genomische DNA zur Stabilisierung) wurden für die Standard-PCR mit dem Outer-Primer-Mix benutzt. Nach Amplifikation des DNA Segments (136 bp) wurden 5 µl diese Reaktionsansatzes in 45 µl eines neuen Reaktionsansatz gegeben und durch Nested-PCR amplifiziert.

Dieser Reaktionsansatz zeichnete sich durch einen Inner-Primer-Mix und digoxygeninmarkierten DNA Nukleotiden aus. Die nun amplifizierten DNA Segmente (95 bp) bestanden aus DNA-Strängen, deren Adenosinphosphat mit Digoxygenin markiert waren. Durch eine Hybridisierung mit HSV DNA wurde die HSV-Spezifität kontrolliert und durch das Detektionsverfahren sichtbar gemacht.

Die Gewinnung der Sonde erfolgte aus den Reaktionsansätzen der PCR. Dazu wurden die Reaktionsansätze mit 96%-igem Ethanol vermischt. Die Ausfällung der DNA erfolgte bei -80° C für 30 min. Darauf wurde die Mischung für 15 min bei -4° C mit 12000 rprn zentrifugiert, das überschüssige Ethanol abgeschüttet und 40 µl TE-Puffer dazu pipettiert.

Die Agarose-Gel-Elektrophorese erfolgte in oben beschriebener Weise.

Die DNA Gel-Extraktion wurde in Anlehnung an das Protokoll des QIAEX DNA Extraction Kit (Quiagen) durchgeführt:

Nach der Fluoreszenzfärbung wurde die HSV-DNA-spezifische Bande aus dem Gel geschnitten und das Gewicht bestimmt. Abhängig von dem Gewicht wurde Solubilisations-Puffer dazugegeben (300 µl QX1 pro 100 mg Gel).

Anschließend wurden DNA-bindende QIAEX-Silica-Kügelchen hinzugegeben (15 µl pro 200 mg Gel) und es erfolgte eine Inkubation bei 50° C für 10 min im Thermomixer. Um die Bindungsfähigkeit zu erhöhen, wurde die Suspension alle 2 min gevortext und ein pH-Wert < 7,5 angestrebt. Die Suspension wurde dann für 60 sec bei 14000 rpm zentrifugiert und der Überstand mit der Pipette entfernt. Durch zweimaligen Waschungen und Zentrifugation mit QX2 (500 µl) und QX3 (Waschpuffer und Ethanol 96%-ig: 500 µl) wurde übrig gebliebene Agarosereste gelöst, mit der Pipette entfernt und die Silica-Pellets getrocknet. Um die DNA zu lösen wurden 40 µl TE-Puffer dazugegeben. Nach 10 min wurde die Lösung für 1 min zentrifugiert (14000 rpm). Der daraufhin sichtbare Überstand enthielt die Sonden-DNA und wurde in einem Eppendorfgefäß eingefroren bzw. als Sonde für die Hybridisierung benutzt.

Die Konzentration der DNA-Sonde wurde mit Hilfe einer Quantifizierung bzw. einer Verdünnungsreihe bestimmt, indem ihre Farbintensität nach der Detektion mit den angefertigten Verdünnungskonzentrationen der Farblösung aus dem Labeling-Kit auf der Nylonmembran abgeglichen wurde. Die angefertigte Sonde war 10^3 -10^4 fach konzentriert. Für die oben genannte Hybridisierung wurde 1 µl der Sonde pro 1 ml Prähybridisierungslösung eingesetzt.

3.2.3 Serologie

3.2.3.1. HSV-ELISA

Mit dem Einsatz eines HSV-ELISA wurden im Serum der immunkompetenten Probanden HSV-1-spezifische Antikörper (HSV-1-IgG) nachgewiesen.

10 µl des jeweiligen Patientenserums wurden in jeweils 1 ml Verdünnungspuffer aufgenommen, das im ELISA-Kit mitgeliefert wurde. Mit Proteinen und Methiolat stabilisiertes Humanserum diente als primärer Antikörper für die positive Kontrolle. Ein Schaf-anti-Humanimmunglobulin-AK, welcher mit Meerrettich-Peroxidase konjugiert war, wurde als sekundärer Antikörper (Konjugat) verwendet. Die Serumverdünnung wurde in die Reaktionsnäpfchen pipettiert und für 30 min bei 37 ° C in einer feuchten Kammer inkubiert. Anschließend wurden die Ansätze viermal mit jeweils 350 µl der Waschlösung gewaschen (PBS mit Tween 20 und Methiolat). Nach Entfernung der Waschlösung, erfolgte die Zugabe von 100 µl der gebrauchsfertigen Konjugate und eine Inkubation von 30 min bei 37 ° C. Durch viermaliges Waschen wurde die Konjugationsinkubation beendet. Darauf erfolgte die Zugabe von 100 µl TMB-Substratlösung in jede Vertiefung und eine Inkubation bei 37 ° C über 30 min im Dunkeln. Es wurde je 50 µl Citrat-Stopplsg. in die Vertiefungen pipettiert um die Farbentwicklung zu beenden. Anschließend wurde im Mikrotiterplattenphotometer die Extinktion bei 450 und 620 nm gemessen.

4. Ergebnisse

4.1 Ergebnisse HSV-1

4.1.1 HSV-1- Serologie

Sowohl am Anfang als auch am Ende des Zeitraumes der Probenentnahme wurden alle Probanden mit Hilfe des ELISA auf HSV-1- Antikörper untersucht. Hierbei ließ sich bei keinem Individuum eine Veränderung der HSV-Serologie zur Ausgangssituation verifizieren. Drei Probanden zeigten sowohl am Anfang der Studie als auch am Ende eine positive HSV-1- Serologie und bei den anderen Probanden war die Serologie sowohl am Anfang als auch am Ende der Untersuchung negativ.

Tab. 3) Studienpopulation HSV - Anzahl der Proben/Serologie

Individuen	Anzahl der Proben (eine pro Woche)	HSV-Serologie HSV 1/2 IgG [ELISA] HSV 1/2 IgM [ELISA]	
		Anfang	Ende
I	48	positiv	positiv
II	50	negativ	negativ
III	49	positiv	positiv
IV	48	negativ	negativ
V	48	positiv	positiv
VI	50	negativ	negativ

4.1.2 HSV-1-PCR

Bezüglich der Korrelation zwischen der HSV-1-Serologie der Probanden und dem HSV-1-DNA Nachweis mittels PCR zeigte sich - wie erwartet -, dass die Probanden mit einer negativen HSV-Serologie kein positives Ergebnis in der HSV-PCR besaßen.

Auf der anderen Seite zeigte sich bei jedem Probanden mit positiver HSV-Serologie auch ein positives Ergebnis in der HSV- PCR und damit ein positiver HSV-DNA-Nachweis.

Tab. 4) Korrelation zwischen den Ergebnissen der HSV-1-Serologie und
der HSV-1-PCR

Probanden	HSV-1-Serologie (HSV-1-IgG / HSV-1-IgM)	HSV-1-PCR
I	positiv	positiv*
II	negativ	negativ
III	positiv	positiv*
IV	negativ	negativ
V	positiv	positiv*
VI	negativ	negativ

* mindestens ein positives Ergebnis in HSV-PCR

Die Abb. 10 stellt die Zusammenfassung der wichtigsten Ergebnisse der HSV-1 Untersuchung dar.

Es sind die Zeitpunkte der Probenentnahme, das Auftreten klinischer Symptome und die positiven Ergebnisse der Standard- bzw. Nested-PCR aufgeführt.

Wurden Proben an Tagen mit klinisch sichtbaren Herpes-Effloreszenzen entnommen, wurden sie zunächst mit der Standard-PCR untersucht. Die war eine Maßnahme um die Gefahr einer möglichen Kontamination gering zu halten.

Alle anderen Proben wurden im Gegensatz dazu direkt mit der nested-PCR getestet.

Insgesamt wurde bei 39 von 293 Proben HSV-DNA detektiert, was 13,4 Prozent entspricht.

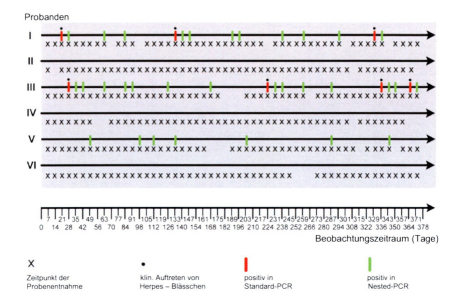

Abb. 10) Zeitschema der HSV-1 Reaktivierungen in Bezug auf die Studienpopulation

Zwei der HSV-seropositiven Probanden entwickelten neben subklinischen Reaktivierungen (= Rekurrenzen) auch klinisch sichtbare Herpes- Effloreszenzen (= Rekrudeszenzen).

Die andere HSV-seropositive Person entwickelte ausschließlich subklinische Reaktivierungen. So lag der Anteil der entnommenen Proben, die als Rekrudeszenzen zu werten sind, bei Proband I bei sechs Prozent (3 / 48) und bei Proband III bei acht Prozent (4 / 49). Der Anteil der Rekurrenzen an den entnommenen Proben lag bei Proband I bei 23 Prozent (11 / 48), bei Proband III bei 29 Prozent (14 / 49) und bei Proband V bei 15 Prozent (7 / 48) (Tab. 3).

Tab. 5) Anteil des positiven HSV-1 DNA-Nachweises in Bezug auf die
Gesamtanzahl der Proben je Proband und unter Berücksichtung
der klinischen Symptomatik

Individuen	HSV-DNA-Nachweis	
	mit klinischer Symptomatik	ohne klinische Symptomatik
I	3/48 6%	11/48 23%
II	0/50 0%	0/50 0%
III	4/49 8%	14/49 29%
IV	0/48 0%	0/48 0%
V	0/48 0%	7/48 15%
VI	0/50 0%	0/50 0%

In diesem Zusammenhang soll neben der summativen Betrachtungsweise auch auf
die Frequenz und damit auch auf die temporäre Häufung von
Reaktivierungsreaktionen eingegangen werden.

Bezugnahme auf die Rekurrenz :

A.)

Solitäre Rekurrenzen traten - ohne eine temporäre Häufung - über den gesamten
Beobachtungszeitraum verteilt auf.

B.)

Bei den Probanden I und III ließen sich Rekurrenzen ohne Interdependenz mit
Rekrudeszenzen in zwei aufeinander liegenden Wochen jeweils einmal
diagnostizieren (Proband I: Beobachtungtag 140, 147 / Proband III: Beobachtungstag 84, 91).

Bezugnahme auf die Rekrudeszenz :

A.)

Bei Proband I ließ sich im Gegensatz zu Proband III keine temporäre Häufung der
Rekrudeszenzen in dem Untersuchungszeitraum feststellen.

B.)

Bei Proband III manifestierten sich in einem nur fünfwöchigen Beobachtungszeitraum
zwei voneinander getrennte Rekrudeszenzprozesse (Beobachtungstag 336; 364).

Diese waren jeweils durch einen bzw. mehrere positive HSV-DNA-Nachweise in den jeweils folgenden Wochen gekennzeichnet (Beobachtungtag 343; 350; 371).

Die Feststellung, dass es sich um zwei voneinander getrennte Prozesse handeln könnte, verfestigte sich durch ein negatives Ergebnis in der Nested-PCR zwischen beiden Reaktivierungszyklen.

C.)

Auffällig war sowohl bei Proband I als auch bei Proband III eine Häufung von Proben mit positivem HSV-DNA-Nachweis in unmittelbarer Folge von Rekrudeszenzen.

So waren die Probe eine Woche nach der Rekrudeszenz in allen sieben Fällen HSV-DNA positiv. Ferner waren in vier von den sieben Proben auch die Proben zwei Wochen nach der Rekrudeszenz HSV-DNA positiv.

Ob es sich in diesen Fällen um erneute Rekurrenzen oder abklingende klinische Reaktivierungen handelte, konnte nicht vollständig geklärt werden.

4.1.3 Unterschied Standard- / Nested-PCR

Um Unterschiede der Sensibilität zwischen der Standard- und Nested-PCR aufzuzeigen und der Frage nachzugehen, ob es sich bei mehreren chronologisch aufeinander folgenden und HSV-DNA positiven Proben um einen längeren oder mehrere kurze, aufeinander folgende Reaktivierungsprozesse gehandelt hat, wurde bei Proband III ein Beobachtungszeitraum von drei Wochen genauer untersucht (Abb.1: Proband III; Beobachtungszeitraum 224-238).

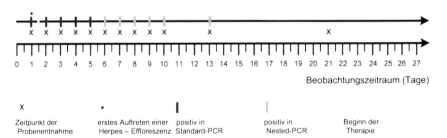

Abb. 11) Zeitschema der Ergebnisse der Standard- und Nested-PCR bei einem Probanden mit HSV-Infektion

Dieser Beobachtungszeitraum begann am Tag 1 sowohl mit dem Auftreten einer klinisch sichtbaren Herpes – Effloreszenz als auch mit dem Einsetzen der diesbezüglichen Therapie.

In den ersten zehn Tagen erfolgte eine tägliche, darauf eine - wie in der übrigen Studie üblich - wöchentliche Probeentnahme, wobei hierbei Tag 1 als Stichtag diente.

Die so gesammelten zwölf Proben wurden zunächst mit der HSV-Standard-PCR getestet. Diejenigen, die in den ersten fünf Tagen nach dem ersten Auftreten einer klinisch sichtbaren Herpes- Effloreszenz entnommen wurden, stellten sich als HSV-DNA positiv heraus.

Die übrigen sieben Proben, die mit der Standard-PCR negativ getestet wurden, wurden darauf mit der Nested – PCR analysiert. Hierauf konnte man bei sechs dieser Proben HSV - DNA detektieren und eine Probe war HSV-DNA negativ.

Zusammenfassend lässt sich feststellen, dass bis zum zehnten Tag - nach dem ersten Auftreten einer Herpes - Effloreszenz - kontinuierlich HSV-DNA nachgewiesen werden konnte. Ferner zeigte sich, dass die Probe des Tages 13 ebenfalls positiv war, wohingegen bei der Probe des Tages 21 keine HSV-DNA detektiert werden konnte (Abb. 11).

4.2 Ergebnisse EBV

4.2.1 EBV- Serologie

Sowohl am Anfang als auch am Ende des Zeitraumes der Probenentnahme wurden alle Probanden der Studie mit Hilfe des Immunfluoreszenztestes (IFT) auf EBV-IgG (anti-VCA) und EBV-IgM (anti-VCA) und mit Hilfe des Elisas auf EBV-IgG (anti-EBNA 1) untersucht. Hierbei ließ sich bei keinem Probanden eine Veränderung der EBV- Serologie zur Ausgangssituation verifizieren.

Fünf Probanden zeigten sowohl am Anfang als auch am Ende eine positive EBV-Serologie, die sich durch folgende Parameter auszeichnete:

EBV-IgM (anti-VCA) => negativ

EBV-IgG (anti-VCA) = > positive

EBV-IgG (anti-EBNA 1) => positiv

Dieses Ergebnis sprach für eine abgelaufene EBV-Infektion, da Viruscapsid (VCA) und EBNA-1 IgG-Antikörper in diesem Fall meist lebenslang persistieren.

Bei einem anderen Probanden war die Serologie sowohl am Anfang als auch am Ende der Untersuchung negativ. Dieses Ergebnis wurde mit Hilfe von einem Western-Blot zusätzlich bestätigt (Tab. 4).

Tab. 6) Studienpopulation EBV - Anzahl der Proben/Serologie

Individuen	Anzahl der Proben (eine pro Woche)	EBV-Serologie EBV - IgG (anti-VCA) [IFT] EBV - IgM (anti-VCA) [IFT] EBV-IgG (anti-EBNA 1) [ELISA]	
		Anfang	Ende
I	48	positiv	positiv
II	50	positiv	positiv
III	49	positiv	positiv
IV	48	negativ*	negativ*
V	48	positiv	positiv
VI	50	positiv	positiv

* EBV - IgG [w.-Blot] negativ

46

4.2.2 EBV-PCR

4.2.2.1 Kontrollgruppe

Am Anfang der Studie wurde die Funktionsfähigkeit der PCR an sieben - von der Studiepopulation unabhängigen - Fällen kontrolliert.

Diese zeichneten sich alle sowohl durch eine positive klinische Mononukleose-Symptomatik als auch durch ein positives Ergebnis in dem Schnell-Diagnostik-Test (Paul-Brunell-Test) aus.

Bei sechs der sieben Fälle sprach die EBV- Serologie für eine frische bzw. kürzliche EBV- Infektion (EBV-IgM Antikörper u. EBV-IgG-VCA Antikörper => positiv, EBV EBNA IgG-Antikörper => negativ).

Bei einem der Fälle war die Serologie trotz positiver klinischer Mononukleose-Symptomatik und positivem Paul-Brunnell-Test negativ.

Diese Ergebnisse der EBV-Serologie gingen konform mit den Ergebnissen der in der Studie verwendeten EBV-PCR. Bei den klinischen Fällen mit positiver EBV-Serologie zeigte sich auch ein positives Ergebnis in der EBV- PCR und damit ein positiver EBV-DNA-Nachweis. Umgekehrt zeigte sich bei dem klinischen Fall mit negativer EBV-Serologie ein negatives Ergebnis in der EBV- PCR und damit kein EBV-DNA-Nachweis (Tab. 7).

Tab. 7) Ergebnisse der EBV-PCR bei Patienten mit klinischer Symptomatik

Klinische Fälle	klinische Symptomatik der Mononukleose	Ergebnisse des Schnell-Diagnostik-Tests (Paul-Brunnell-Test)	EBV-PCR	EBV-Serologie (EBV-IgM-AK, EBV-IgG-AK, EBV-EBNA-IgG-AK)
I	positiv	positiv	positiv	positiv
II	positiv	positiv	positiv	positiv
III	positiv	positiv	positiv	positiv
IV	positiv	positiv	negativ	negativ
V	positiv	positiv	positiv	positiv
VI	positiv	positiv	positiv	positiv
VII	positiv	positiv	positiv	positiv
VIII	positiv	positiv	positiv	positiv

4.2.2.2 Studienpopulation der Longitudinalstudie

Bezüglich der Korrelation zwischen der EBV- Serologie der Probanden und dem EBV-DNA Nachweis mittels PCR zeigte sich, dass der Proband mit einer negativen EBV-Serologie auch kein positives Ergebnis in der HSV-PCR besaß.
Auf der anderen Seite zeigten sich bei jedem Probanden mit positiver EBV-Serologie auch positive Ergebnisse in der EBV- PCR und damit ein positiver EBV-DNA Nachweis (Tab. 8 u. 9).

Tab. 8) Korrelation zwischen den Ergebnissen der EBV-Serologie und der
EBV- PCR

Probanden	EBV-Serologie	EBV-PCR
I	positiv	positiv*
II	positiv	positiv*
III	positiv	positiv*
IV	negativ	negativ
V	positiv	positiv*
VI	positiv	positiv*

* mindestens ein positives Ergebnis in der EBV-PCR

In Abb.12 sind die wichtigsten Ergebnisse der EBV-Untersuchung zusammenfassend dargstellt. Es sind die Zeitpunkte der Probenentnahme und die positiven Ergebnisse der Standard-PCR aufgeführt.
Insgesamt wurde bei 117 von 293 Proben EBV-DNA detektiert, was 39,9 Prozent entspricht.

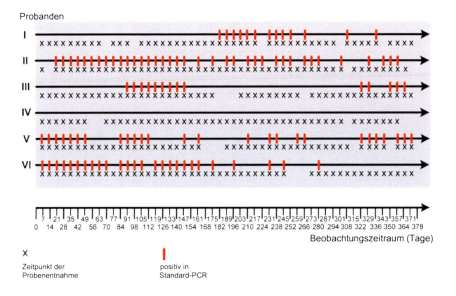

Abb. 12) Zeitschema der EBV-Reaktivierung in Bezug auf die Studienpopulation

Bezüglich des Anteiles der EBV-DNA positiven Proben pro Individuum zeigte sich folgendes:

Bei Proband II ließ sich bei 76 Prozent der Proben (38 / 50) EBV-DNA detektieren.
Bei Proband V waren 54 Prozent der Proben (26 / 48) und bei Proband VI 52 Prozent der Proben (26 / 50) EBV-DNA positiv.
Eine weitere Abstufung bildeten die Probanden I und III. So waren bei Proband III 28 Prozent der Proben (14 / 49) und bei Proband I 27 Prozent der Proben (13 / 48) EBV-DNA positiv.
Bei Proband IV ließ sich - wie schon erläutert – keine EBV-DNA detektieren (Tab.6 u. 7).

49

Tab. 9) Frequenz der EBV-Reaktivierungen in Bezug auf die
Studienpopulation

Individuen	EBV DNA-Nachweis	
I	13/48	27%
II	38/50	76%
III	14/49	28%
IV	0/48	0%
V	26/48	54%
VI	26/50	52%

In diesem Zusammenhang soll neben der summativen Betrachtungsweise auch auf die Frequenz und damit auch auf die temporäre Häufung von Reaktivierungsreaktionen eingegangen werden.

Es ließen sich drei Verteilungsmuster der EBV-DNA Detektion unterscheiden, die der temporären Häufungen von Reaktivierungsreaktionen in dem Beobachtungszeitraum von 12 Monaten entsprachen.

Es erfolgte eine Aufteilung in die Verteilungsmuster A, B und C:

Verteilungsmuster A:

Dieses Verteilungsmuster war dadurch gekennzeichnet, dass nahezu über den gesamten Beobachtungszeitraum Proben mit positivem EBV-DNA Nachweis beobachtet werden konnten.

Unterbrochen wurde diese Kontinuität durch kurze Zeitfenster, die durch die Abstinenz von EBV-DNA Detektion gekennzeichnet waren.

Eine temporäre Konzentration dieser Zeitfenster ließ sich nicht bemerken.

Das Verteilungsmuster A ließ sich sowohl bei Proband II als auch bei Proband V diagnostizieren, wobei bei Proband II die Zeitfenster ohne EBV-DNA Detektion seltener und kurzer waren. So betrugen diese Zeitfenster bei Proband II maximal zwei bei Proband V maximal sechs Wochen.

Verteilungsmuster B:

Dieses Verteilungsmuster war dadurch gekennzeichnet, dass in den Beobachtungszeitraum zwei Phasen mit und zwei Phasen ohne EBV-DNA Nachweis unterschieden werden konnten.

Dieses Verteilungsmuster ließ sich ausschließlich bei Proband III diagnostizieren.

Die Phasen, die durch eine EBV-DNA Detektion gekennzeichnet waren, waren neun beziehungsweise fünf Wochen lang, wobei die letztgenannte Phase durch eine zweiwöchige Unterbrechung gekennzeichnet war.

Die beiden Hauptphasen ohne EBV-DNA Nachweis waren zwölf beziehungsweise zwanzig Wochen lang.

Verteilungsmuster C:

Dieses Verteilungsmuster zeichnete sich dadurch aus, dass in dem Beobachtungszeitraum primär eine Phase mit und eine Phase ohne EBV-DNA Nachweis unterschieden werden konnte.

Die Phase, die durch die EBV-DNA Detektion gekennzeichnet war, zeichnete sich ebenfalls durch eine Zweiteilung aus. In der ersten Unterphase, die auch temporär den Anfang bildete, ließ sich ein kontinuierlicher EBV-DNA Nachweis feststellen. Die zweite Unterphase, damit auch temporär folgend, war durch eine EBV-DNA Detektion gekennzeichnet, deren Kontinuität durch kurze Zeitfenster, ohne EBV-DNA Nachweis, unterbrochen wurde.

Dieses Verteilungsmuster C ließ sich sowohl bei Proband I als auch bei Proband VI diagnostizieren, wobei bei Proband I die Phase mit EBV-DNA Nachweis am Anfang des Beobachtungszeitraumes stand. Im Gegensatz dazu stand die Phase mit EBV-DNA Nachweis bei Proband VI am Ende des Beobachtungszeitraumes. Ein weiterer Unterschied zwischen beiden Probanden bestand in dem Ausmaß der unterschiedlichen Phasen. Bei Proband I ließ sich auch temporär eine fast gleiche Aufteilung zwischen den beiden Phasen belegen (23 Wochen / 25 Wochen), wohingegen bei Proband VI die Phase mit EBV-DNA Nachweis der Phase ohne EBV-DNA Nachweis im Verhältnis zwei zu drei überwog (37 Wochen /13 Wochen).

4.3 Grundzüge der Auswertung

Mit den aufgeführten Protokollen soll die Grundlage der Auswertung präsentiert und erläutert werden. Die Auswertung der Ergebnisse wird damit nachvollziehbar und die Wahl der Methode transparenter.

4.3.1 Auswertung einer HSV-Nested-PCR mit anschließender Hybridisierung unter Anwendung einer DIG-markierten-DNA-Sonde

Die Abbildungen 13 und 14 zeigen die Ergebnisse einer für die Patientenproben sieben, acht und neun durchgeführten HSV-Nested-PCR mit anschließender Hybridisierung unter Anwendung einer DIG-markierten-DNA-Sonde.

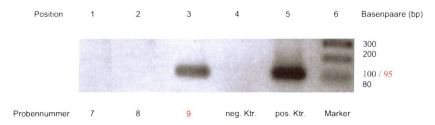

Abb.13: Gel-Fotographie zum Nachweis der Amplifikationsprodukte einer HSV-Nested-PC mit 100 bp-DNA-Marker nach Agarosegelelektrophorese und Ethidiumbromidfärbung

In Slot- Position sechs ist die Aufteilung eines 100 bp-DNA-Marker in drei Fragmente zu sehen, die den Längen 300 bp, 200 bp, 100 bp / 80 bp entsprechen.

In Slot- Position fünf befindet sich die Positiv-Kontrolle, die eine deutliche Bande auf der Höhe von etwa 95 bp zeigt. Slot-Position vier entspricht der Negativ-Kontrolle mit demineralisiertem Wasser.

Da die Positiv-Kontrolle positiv ist und die Negativ- Kontrolle keine Bande zeigt, ist der PCR-Ansatz als verwendbar und die Versuchsdurchführung als kontaminationsfrei zu bezeichnen.

Auf den Slot-Positionen eins, zwei und drei befinden sich Patienenproben sieben, acht und neun. Das Amplifikationsprodukt der Probennummer neun auf Slot-Position drei zeigt eine deutliche Bande auf der Höhe von etwa 95 bp. Es ist daher anzunehmen, dass die Patientenprobe neun HSV-DNA enthält, da die durch die Nested-PCR amplifizierten HSV-1-DNA Fragmente auf der Höhe von etwa 95 bp vermutet werden. Im Umkehrschluss ist davon auszugehen, dass die Patientenproben sieben und acht keine HSV-DNA enthält, da auf Slot-Position eins und zwei keine Bande vorliegt.

Um die Sensitivität noch weiter erhöhen zu können, wurde nach der HSV-1 Amplifikation eine Hybridisierung durchgeführt. Hierfür wurde eine spezifische HSV-1-DNA-Sonde verwendet, die durch die PCR mit digoxygenin-markierten Nukleotiden hergestellt wurde. Der Vorteil einer solchen Sonde ist, dass sie keine überlappenden Sequenzen aufweist. Aufgrund dieser Tatsache ist sie sehr spezifisch und kann damit zur Verifizierung der PCR-Ergebnisse eingesetzt werden beziehungsweise zum Nachweis spezifischer Amplifikationsprodukte dienen.

Die mit der Farblösung des Detektionsverfahrens behandelte Blotting–Membran wird wie folgt ausgewertet (Abb. 14): Die Belegung der Positionen eins bis sechs entspricht der Gel-Fotografie in Abb.13. Der deutliche Nachweis der spezifischen Amplifikationsprodukte auf Position drei und fünf bestätigen die Aussage der Gel-Fotografie und damit den Nachweis der HSV-DNA in der Patientenprobe neun und der Positiv-Kontrolle.

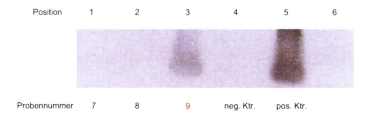

Abb. 14: Nachweis spezifischer Amplifikationsprodukte nach Hybridisierung mit DIG-markierter-DNA-Sonde

4.3.2 Auswertung einer EBV-Standard-PCR mit anschließender Sequenzierung der PCR-Amplifikate

Die Abbildung 15 zeigt die Ergebnisse einer für die Patientenproben 24, 25 und 26 durchgeführten EBV- Standard- PCR.

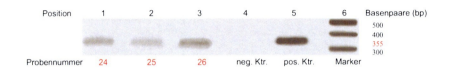

Abb.15: Gel-Fotographie zum Nachweis der Amplifikationsprodukte einer EBV-Standard-PCR mit 100 bp-DNA-Marker nach Agarosegelelektrophorese und Ethidiumbromidfärbung

In Slot- Position sechs ist die Aufteilung eines 100 bp-DNA-Marker in drei Fragmente zu sehen, die den Längen 500 bp, 400 bp und 300 bp entsprechen.

In Slot- Position fünf befindet sich die Positiv-Kontrolle, die eine deutliche Bande auf der Höhe von etwa 355 bp zeigt. Slot-Position vier entspricht der Negativ-Kontrolle mit demineralisiertem Wasser.

Da die Positiv-Kontrolle positiv ist und die Negativ-Kontrolle keine Bande zeigt, ist der PCR-Ansatz als verwendbar und die Versuchsdurchführung als kontaminationsfrei zu bezeichnen.

Auf den Slot-Positionen eins, zwei und drei befinden sich Patientenproben 24, 25 und 26. Die Amplifikationsprodukte dieser Proben zeigen alle eine deutliche Bande auf der Höhe von etwa 355 bp. Es ist daher anzunehmen, dass die Patientenprobe 24, 25 und 26 EBV-DNA enthalten, da die durch die Standard-PCR amplifizierten EBV-DNA Fragmente auf der Höhe von etwa 355 bp vermutet werden.

Um dieses Ergebnis zu verifizieren, ist die Basensequenz der Positiv-Probe und der Probandenprobe Nummer 26 untersucht (Abb.16a. & b.) und abschließend mit der entsprechenden Basensequenz des Epstein-Barr-Virus verglichen worden.

Das zu amplifizierende Segment der EBV-PCR liegt in Bezug auf die Gesamtsequenz des Stammes EBV-B 95-8 (Datenbank NCBI V01555) zwischen Position 88997 und Position 89351 und ist nach Literaturangaben des **Natinal Center for Biotechnology Information** durch folgende Basensequenz gekennzeichnet:

Position 88997
|

5´cgcctggc   tcgcctggag   tctgagaata   aggctctgaa   gcaacaggtc ctcagagggg

gtgcctgtgc   ctcgtctacc   tctgttcctt   ctgctccagt   gcctccgcct   gagccgctta

cagctcgaca   gcgagaggta atgattacgc   aggccacggg   ccgtttggcg   tctcaggcta

tgaagaagat   tgaagacaag gttcggaaat   ctgttgacgg   tgtaactacc cgcaatgaaa

tggaaaatat   attgcaaaat   ctgaccctcc   gcattcaagt   atctatgttg ggtgcaaaag

gccaacccag   ccctggtgag ggaacacgac cacgagaatc aaacgacccc   aacgcca **3´**

|
Position 89351

Nach der Sequenzierung des EBV-PCR Amlifikates durch die MWG BIOTECH AG und die darauf folgende Übersetzung ergibt sich für die Probanden-Probe Nr. 26 und die Positiv-Kontrolle folgende Basensequenzen:

A.) Probanden-Probe Nr. 26

5´   ctggc   tc**C**gcctggag   tctgagaata   aggctctgaa   gcaacaggtc ctcagagggg

gtgcctgtgc   ctcgtctacc   tctgttcctt   ctgctccagt   gcctccgcct   gagccgctta

cagctcgaca   gcgagaggta   atgattacgc   aggccacggg   ccgtttggcg   tctcaggcta

tgaagaagat   tgaagacaag   gt**G**cggaaat   ctgttgacgg   tgtaactacc   cgcaatgaaa

tggaaaatat   attgcaaaat   ctgaccctcc   gcattcaagt   atctatgttg   gg**X**gcaaaag

gccaacccag   c **3´**

55

B.) Positiv-Kontrolle

5´   ctggc tcCgcctggag tctgagaata aggctctgaa gcaacaggtc ctcagagggg

gtgcctgtgc   ctcgtctacc   tctgttcctt   ctgctccagt gcctccgcct gagccgctta

cagctcgaca gcgagaggta atgattacgc aggccacggg ccgtttggcg tctcaggcta

tgaagaagat tgaagacaag gttcggaaat cAgttgacgg   tgtaactacc cgcaatgaaa

tggaaaatat   attgcaaaat ctgaccctcA gcattcaagt   atctatgttT ggtgcaaaag 3´

Um Abweichungen von der Literaturangabe deutlicher hervorzuheben sind diese durch Großbuchstaben und eine rote Farbwahl markiert. Das Fehlen einer Base ist durch das Zeichen X dargestellt.

Die hierbei festgestellten Übereinstimmungen der Basensequenz der Positiv-Kontrolle und der Probandenprobe Nummer 26 mit der Literaturangabe der Basensequenz des EBV- Genoms bestätigen die Aussage der Gel-Fotographie und damit den Nachweis der EBV-DNA in der Probandenprobe 24, 25 und 26.

Abb. 16 a.:   Abb. 16 b.:

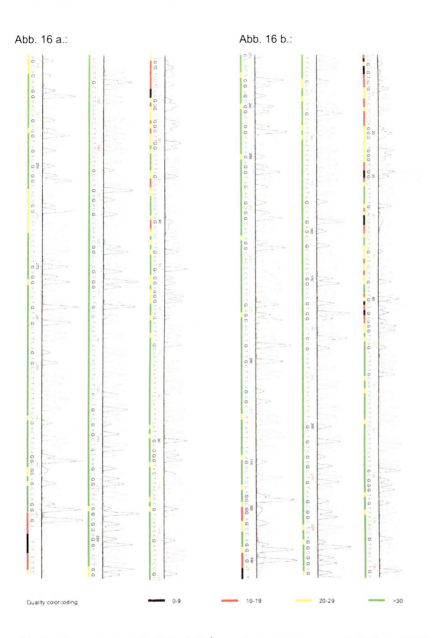

Quality colorcoding   ▬ 0-9   ▬ 10-19   ▬ 20-29   ▬ >30

Abb. 16a.: Basensequenz der Positiv-Kontrolle (Bezugnahme auf das Segment zw. den Positionen 32-328)
Abb. 16b.: Basensequenz der Probe Nr. 26 (Bezugnahme auf das Segment zw. den Positionen 13-319)

5. Diskussion

5.1 Untersuchungsdesign

Ziel der vorliegenden Studie war es, bei immunkompetenten Personen die Frequenz der subklinischen Reaktivierungen von HSV-1 und EBV aufzuklären. Es sollte festgestellt werden, ob sich bei HSV-1 Interdependenzen zwischen der Häufigkeit der Rekurrenzen (=subklinische Reaktivierungen) der Rekrudeszenzen (=klinische Reaktivierungen) zeigten und sich Korrelationen zwischen EBV und HSV-1 Reaktivierungen nachweisen ließen.

Die Studienpopulation bestand aus sechs Probanden, bei denen über ein Zeitraum von 12 Monaten - in wöchentlichen Abständen - Abstriche der oralen Mukosa untersucht wurden. Eine einmalige Probenentnahme zu einem beliebigen Zeitpunkt, wie bei Tateishi et al. (1994), würde der Zielsetzung nicht gerecht werden.

Als Indikator für subklinische Reaktivierungen wurde bei allen seropositiven Probanden HSV-1-DNA und EBV-DNA detektiert; wobei sich neben den rein summativen Unterschieden auch Unterschiede bezüglich der Frequenz und damit auch der temporären Häufung von Reaktivierungsreaktionen feststellen ließen.

Zeiträume und Probandenzahl scheinen ausreichend zu sein, um Tendenzen der Reaktivierungshäufigkeit aufspüren zu können.

Im Folgenden soll unter Bezugnahme auf den Pathomechanismus der Reaktivierung von HSV-1 und EBV diskutiert werden, ob die Methodik der Probenentnahme und der Diagnostik der Fragestellung gerecht werden.

Um in diesem Zusammenhang eine besser Übersichtlichkeit in der argumentativen Auseinandersetzung zu gewährleisten, wird zuerst die diagnostische Methode der Polymerase-Ketten-Reaktion (PCR) im Allgemeinen betrachtet.

5.1.1 Methodik der PCR – allgemeiner Teil –

Zum HSV-1- und EBV-Nachweis, wurde die Polymerase-Ketten-Reaktion (PCR) in Form einer HSV-1- und EBV-PCR angewendet.

Die Polymerase-Ketten-Reaktion (Mullis et al., 1983) wird in der molekular-biologischen Forschung und Diagnostik gegenwärtig zu den Standardmethoden gezählt und hat aufgrund der Vorteile wie Schnelligkeit, Sensitivität und Noninvasivität eine breite Anwendung gefunden.

In den letzten Jahren hat sie sich entscheidend gegen andere Methodiken und besonders gegen die zeit- und materialintensiveren Zellkulturverfahren durchgesetzt (Coyle et al., 1999;; Haque et al., 1997; Idesawa et al., 2004; Kimura et al., 1990; Madhavan et al., 1999; Safrin et al., 1997; Youssef et al., 2002).

Es besteht die Möglichkeit, direkt aus dem Abstrichmaterial geringste Mengen von Virusgenomen oder –transkripten zu amplifizieren und zu entschlüsseln.

Da die Standard-PCR und besonders die Nested-PCR - wegen der doppelten Amplifikation - eine sehr hohe Sensitivität aufweisen, können auch kleinste DNA-Mengen bis zu ca. 60 Molekülen (Institutseigene Berechnung) detektiert werden. So ist innerhalb weniger Stunden z.B. der sichere Nachweis von HSV-1-DNA und EBV-DNA möglich.

Um die erhöhte Gefahr einer Kontamination von Proben und Lösungen bei der PCR zu minimieren, wurden alle empfohlenen Richtlinien für die Arbeitshygiene genau eingehalten. Dazu gehörte das Arbeiten unter einer PCR-Sterilbank, die Desinfektion u. UV-Bestrahlung der Arbeitsfläche nach jedem PCR-Ansatz, das Abfüllen von separaten frischen Lösungen in kleinsten Mengen und die Benutzung von Filterpapierpipettenspitzen. Dass die Nachweisrate nicht durch falsch positive Ergebnisse zustande gekommen ist, konnte durch die entsprechenden Positiv- und Negativ-Kontrollen ausgeschlossen werden. Die negativen PCR-Ergebnisse der seronegativen Probanden untermauern die Aussagekraft der Nachweisrate zusätzlich.

Hierbei ist es wichtig zu erwähnen, dass die Untersuchung als einfache Blindstudie durchgeführt wurde. Dies bedeutet, dass zum Zeitpunkt der mikrobiologischen Untersuchung weder die serologischen noch klinischen Befunde der kodierten Proben bekannt waren. Eine Ausnahme bildeten dabei die Patientenproben, die während einer akuten Herpes-Effloreszenz entnommen wurden. Diese wurden zunächst mit HSV-1 Standard-PCR untersucht und bei negativem Ergebnis erfolgte die Amplifikation mit Nested-PCR. Dieser Schritt diente ebenfalls dazu die Gefahr einer Kontamination zu minimieren.

5.1.2 HSV-1:Zusammenhang zwischen Pathomechanismus der Reaktivierung und diagnostischer Methodik

Nach der Primärinfektion findet man episomale Virusgenome in den Neuronen der Ganglien (Trigeminus- und Ciliarganglien).
Nach der Reaktivierung wird das Virus über den axonalen Transport periodisch in die Peripherie transportiert. Dadurch sind subklinische Mikrofoki viraler Infektion im Epithel vorhanden und lokale Immun- und Abwehrmechanismen eliminieren oder kontrollieren die Infektion.
Lokale Veränderungen, zum Beispiel durch Triggerfaktoren im Epithel hervorgerufen, erlauben die virale Replikation und unterdrücken zeitweise die lokale Abwehr z.B. über Prostaglandin als Mediator. Aus diesem Grund entwickeln sich Mikrofoki dann zu sichtbaren Läsionen (Oakley et al.; 1997).
Die oft schnelle, innerhalb von Stunden ablaufende Reaktivierung von HSV-1 nach der Einwirkung von Triggerfaktoren (z.B. Sonnenbestrahlung) erklärt sich durch die Haut-Reizungs-Theorie der HSV-1-Reaktivierung (Hill und Blyth; 1976).
Dabei wird nicht nur eine ganglionäre Quelle, sondern immer wieder auch ein epitheliales „Zwischenlager" von latentem HSV postuliert.

Rones et al. (1983) bestätigten mit in-vitro-Kultivierungen, dass Fibroblasten und Epithelzellen sensitiv oder permissiv für HSV-1 sind und sich somit als Reservoir für das Virus eignen. Die Zellen der vestibulären und lingualen, sowie palatinalen Gingivalsäume werden dabei als Latenzort beschrieben (Amit et al.; 1992) und besonders in der keratinisierte Schleimhaut treten bei immunkompetenten Personen intraorale Läsionsrezidive auf (Bickel et al.; 1996; Eisen; 1998). Dadurch erscheint der Abstrich des labialen Vestibulums, des Planum buccale, des Sublingualraumes und des Palatums besonders geeignet zur Probenentnahme zu sein. Dies ermöglicht schnell, nicht invasiv und doch effektiv Probenmaterial zu gewinnen und diese für die Diagnostik zu verwenden.

HSV-DNA kann mit der PCR im Falle einer Läsion in allen klinischen Stadien und in den Hautzellen nachgewiesen werden (Nahass et al., 1995; Safrin et al., 1997). Ferner ist ein Nachweis von Virus-DNA mit Hilfe der PCR im Speichel möglich, so dass sich dieses Verfahren zur diagnostischen Auswertung ebenfalls eignet (Kameyama et al., 1988 und 1989; Lee et al., 1996; Nakao, 1997; Robinson et al., 1992; Tateishi et al., 1994; Youssef et al., 2002).

Die in der vorliegenden Studie verwendete HSV-1 PCR wurde zur Diagnostik einer Herpes simplex-Virus-Enzephalitis bereits von Pohl-Koppe et al. (1992) und zur Diagnostik von subklinischen Reaktivierungen im Speichel von Knaup et al. (2000) beschrieben. Es wurden die Primer-Sequenzen sowie die Reaktionsbedingungen von Knaup et al. (2000) übernommen.

Um die Sensitivität noch weiter erhöhen zu können, wurde nach der HSV-1 Amplifikation eine Hybridisierung durchgeführt, die sehr spezifisch für die HSV-1-DNA ist. Hierfür wurde eine HSV-1-DNA-Sonde verwendet, die durch die PCR mit digoxygenin-markierten Nukleotiden hergestellt wurde (Knaup et al., 2000).

Um die Funktionsfähigkeit der PCR unter den vorliegenden Bedingungen zu kontrollieren und um Unterschiede der Sensibilität zwischen der Standard- und Nested-PCR aufzuzeigen, wurde bei Proband III in einem Beobachtungszeitraum von zehn Tagen täglich Proben entnommen und untersucht (Abb.10: Proband III; Beobachtungszeitraum 224-238; Abb.11).

Es zeigte sich, dass die Untersuchung erneut die erhöhte Sensitivität der Nested-PCR gegenüber der Standard-PCR bestätigte. Mittels Standard-PCR war HSV-1-DNA in der klinischen Manifestation einer Reaktivierung nur zu entdecken, wenn diese weniger als fünf Tage alt waren, was auf den erhöhten Virustiter zurückzuführen ist. Die Nested-PCR ermöglichte den DNA-Nachweis noch bei bis zu dreizehn Tage alten Läsionen. Knaup et al. (2000) konnte acht Tage nach klinischer Manifestation einer Läsion HSV im Speichel nachweisen, Whitley und Gnann (1993) für 7-10 Tage. Dies wird mit der vorliegenden Untersuchung bestätigt.

5.1.3 EBV: Zusammenhang zwischen Pathomechanismus der Reaktivierung und diagnostischer Methodik

Die Übertragung des Epstein-Barr-Virus erfolgt durch kontaminierten Speichel oder Rachensekret sowohl über epithelständige B-Lymphozyten des lymphatischen Gewebes im Epi- und Oropharynx als auch über die Mundschleimhäut, insbesondere die Tonsillen, den Zungenrand und die Epithelzellen der Speicheldrüsen (Popow-Kraupp, 2000; Weidauer, 2001).

Als zellulärer Rezeptor für die EBV Adsorption an Körperzellen dient der Komplementrezeptor CD21 (Watry et al., 1991).

Das Virus persistiert in B-Lymphozyten, welche ein Virusreservoir bilden und durch geeignete Stimuli zur erneuten Virusproduktion angeregt werden können.

Die Zellen des Nasopharynx werden so mit Epstein-Barr-Viren aus B-Lymphocyten infiziert. Nach der Infektion der epithelialen Zellen erfolgt mit der Lyse der Zellen die Abgabe von Viruspartikeln in den Speichel, wodurch sich eine Infektiösität ergibt (Sixbery et al.1984; Golden et al. 1973; Nilsson et al. 1971).

Der Abstrich des labialen Vestibulums, des Planum buccale, des Sublingualraumes und des Palatums ist dadurch zur Probenentnahme besonders geeignet.

Nach Maurmannn et al. (2003) gibt es grundsätzlich drei Möglichkeiten EBV-Reaktivierungen zu diagnostizieren:

1.) die Erfassung der entsprechenden serologischer Parameter (Hornef et al. 1995; Obel et al.1996; Schaade et al. 2001)

2.) die Determination der Transformationsaktivität des Virus (Preiksaitis et al. 1992; Yao et al.1985)

3.) die EBV-DNA Analyse im Speichel (Ikuta et al. 2000; Obel et al.1996; Payne et al.1999).

Dabei korrelieren weder die serologischen Parameter als auch die Frequenz des EBV-DNA Nachweises im Speichel mit dem Virusgehalt der mononukleären Lymphozyten im peripheren Blut (PBMC) (Maurmann et al., 2003; Ling et al., 2003). Für den EBV-Nachweis ist die PCR-Amplfikation aus dem Speichel signifikant sensibler ist als die Bestimmung des Virusgehaltes der mononukleären Lymphozyten im peripheren Blut (PBMC) (Haque et al., 1997).

In den Studien, die sich mit der Reaktivierung des Epstein-Barr-Virus und den entsprechenden Triggerfaktoren auseinandersetzen, wird die Virus-DNA im Speichel mit Hilfe der PCR nachgewiesen (Ling et al., 2003; Payne et al., 1999; Gleeson et al., 2001; Metha et al., 2000; Ikuta et al., 2000). Dieser Sachverhalt unterstreicht die richtige Auswahl der Methode und des entsprechenden Mediums.

Die EBV-PCR, die in der vorliegenden Studie zum Nachweis von EBV genutzt wurde, wurde bereits von Ibrahim et al. (2005) verwendet. Die dort publizierten Primer-Sequenzen wurden übernommen und die Reaktionsbedingungen auf die bestehenden Verhältnisse angeglichen.

Um die Funktionsfähigkeit der verwendeten EBV-PCR zu überprüfen, wurden unabhängig von der Studienpopulation sieben klinische Fälle untersucht, die durch eine klinische Mononukleose-Symptomatik und einen positiven Schnell-Diagnostik-Test (Paul-Brunell-Test) gekennzeichnet waren. Ferner wurden sie auf EBV IgM-Antikörper, EBV IgG-VCA-Antikörper und EBV EBNA IgG-Antikörper untersucht. Zusammenfassend lässt sich feststellen, dass die Ergebnisse der EBV-Serologie mit den Ergebnissen der verwendeten EBV-PCR konform gingen.

Bei den klinischen Fällen mit positiver EBV-Serologie zeigte sich auch ein positives Ergebnis in der EBV- PCR und damit ein positiver EBV-DNA-Nachweis. Umgekehrt zeigte sich bei dem klinischen Fall mit negativer EBV-Serologie ein negatives Ergebnis in der EBV- PCR und damit kein EBV-DNA-Nachweis.

5.2 Frequenz der Reaktivierungen von HSV-1 und EBV

5.2.1 Frequenz der subklinischen und klinischen Reaktivierungen von HSV-1

In dem Untersuchungszeitraum von einem Jahr wurde in der vorliegenden Studie bei allen seropositiven Probanden HSV-1-DNA nachgewiesen.

Subklinische Reaktivierungen von HSV-1 zeigten sich je nach Proband zwischen sieben und vierzehnmal pro Jahr, was einem jeweiligen Anteil von 15 bis 29 Prozent entspricht.

Im Vergleich zu 2-9 % subklinischer Reaktivierungen bei Spruance et al. (1984); Wheeler (1988); Aurelian (1992); Whitley und Gnann (1993) scheint das Ergebnis der aktuellen Untersuchung hoch zu liegen.

Dieser Unterschied lässt sich darin begründen, dass eine hochsensitive PCR verwendet wurde und nicht mit der klassischen Virusisolierung (Wheeler, 1988) gearbeitet wurde. Dass die hohe Nachweisrate durch falsch positive Nachweise zustande kommen könnte, konnte durch die entsprechenden Positiv- und Negativ-Kontrollen ausgeschlossen werden.

Nach Schneweis et al. (1992) berichten nur 20 - 40 % der seropositiven Personen über klinische Rezidive. In der vorliegenden Studie zeigten sich bei zwei der seropositive Probanden - neben den subklinischen Reaktivierungen- drei- beziehungsweise viermal klinische Reaktivierungen. So lag der Anteil der entnommenen Proben, die demnach einer Rekrudeszenzen zu zuordnen waren, je nach Probanden zwischen sechs und acht Prozent. Rekrudeszenzen kommen so bei der untersuchten Probandengruppe beziehungsweise bezogen auf den jeweiligen Probanden viermal weniger vor als Rekurrenzen. Dieses Verhältnis wird durch die Studie von Knaup et al. (2000) bestätigt.

Die Häufigkeit klinischer Reaktivierungen korreliert mit der Untersuchungen von Young et al. (1976) bei denen die Häufigkeit der Rezidive zwischen ein- und dreimal pro Jahr lag.

Es sind nur sehr wenige Studien bekannt, die bei immunkompetenten Probanden die Reaktivierung von HSV-1 longitudinal über einen längeren Zeitraum untersucht haben.

Um die Interdepedenz zwischen Rekurrenz und Rekrudeszenz zu untersuchen, wurden bei immunkompetenten Personen über einen Zeitraum von acht Monaten Mundschleimhautabstriche untersucht (da Silva et al.; 2005). Hierbei zeigte sich kein signifikanter Einfluss von Rekrudeszenzen auf die Reaktivierungshäufigkeit.

Im Gegensatz dazu steht die Untersuchung von Knaup et al. (2000), bei denen Mundschleimhautabstriche von immunkompetenten Personen über einen Zeitraum von vier Monaten untersucht wurden. Dabei zeigte sich, dass die Frequenz der Rekurrenzen bei den Probanden höher war, die auch an Rekrudeszenzen leiden. Diese Beobachtung wird durch die vorliegende Studie gestützt.

Der Anteil der Rekurrenzen an den entnommenen Proben lag bei den Probanden, die auch klinische reaktivierten, bei dreiundzwanzig beziehungsweise neunundzwanzig Prozent. Dagegen lag der Anteil der Rekurrenzen bei dem Proband, der keine Rekrudeszensen zeigte, nur bei fünfzehn Prozent.

Die symptomatische Reaktivierung scheint damit ein Risikofaktor beziehungsweise ein Indikator für eine höhere Frequenz von Reaktivierungen zu sein.

Sowohl endogene als auch exogene Triggerfaktoren sind für eine Herpesreaktivierung zahlreich. Geschlechtsabhängig berichten weibliche Patienten häufig vom Auftreten von HSV-1-Rezidiven im Zusammenhang mit hormonellen Veränderungen (zum Beispiel Monatsblutungen). Geschlechtsunabhängig sind die häufigsten Faktoren Trauma, Stress (Spruance et al., 1977) und Sonne beziehungsweise UV-Bestrahlung (Kriesel et al., 1994; Fiddian et al., 1983; Spruance et al., 1984; Raborn et al., 1997).

So wurde zum Beispiel eine dreimonatige Studie über die Interdependenz der klinisch diagnostizierten Reaktivierungen, dem emotionalem Stress und dem Immunmechanismen der Probanden durchgeführt (Logan et al. ,1998). Dabei wurde ein Zusammenhang zwischen emotionalem Stress und einem Anstieg von natürlichen Killerzellen und der Anzahl von Herpes-Rezidiven beobachtet.

Kameyama et al. (1988) untersuchten über einen Zeitraum von zwei Monaten asymptomatische Reaktivierungen bei gesunden Patienten im Vergleich zu oralchirurgisch sanierten und immunsupprimierten Patienten. Nach oralchirurgischen Eingriffen wurde eine erhöhte subklinische Reaktivierungsrate von zwanzig Prozent festgestellt. Besonders bei Immunsupprimierten war die Reaktivierungsrate mit achtunddreißig Prozent deutlich erhöht.

Bei immunkompetenten Patienten war die Virus-DNA nur einen Tag nachweisbar, im Speichel chirurgisch behandelter Patienten dagegen bis zu fünf Tage lang. Kameyama et al. (1989) untersuchten ferner über einen Zeitraum von vier Wochen den Speichel von Patienten, die im Mund-, Kiefer-, Gesichtsbereich operiert wurden. Dabei liesen sich bei einunddreizig Prozent der seropositiven Personen HSV-1 als asymptomatische Reaktivierung nachweisen.

Hyland et al. (2007) konnten darüber hinaus zeigen, dass diese erhöhten Reaktivierungsraten nicht von dem direkten chirurgischen Trauma abhingen, sondern auch bei allgemeinen zahnärztlichen Tätigkeiten zu verifizieren waren. Neben den pathophysiologischen Manipulationen an den peripheren Endigungen des maxillären und mandibulären Astes des Nervus trigeminus postuliert die Arbeitsgruppe in diesem Zusammenhang den Faktor Stress als entscheidendes Kriterium.

Für den Bereich der Zahn-, Mund-, Kieferheilkunde sind diese Ergebnisse deshalb so von Interesse, weil sie zahnärztliche Eingriffe als Triggerfaktor sowohl für subklinische als auch für klinische Reaktivierungen des Herpes-Virus ausweisen.

Nach Hirsch (1990) scheiden 0,65 - 15 % der Erwachsenenbevölkerung HSV-1 oder HSV-2 zu jeder Zeit aus. Die hat zur Folge, dass eine Übertragung von HSV-1 außer von Personen mit klinisch sichtbaren Herpesrezidiven (Rekrudeszenzen) ebenso von Personen mit Rekurrenzen ausgehen kann und dies bei einem Teil der Bevölkerung jederzeit. Die Kontagiosität mit Infektionsfolge ist bei Personen mit aktiven Läsionen aufgrund des höheren Virus-Titers zwar als höher anzusetzen, aber eine Infektion ist durch eine Person mit einer subklinischen Reaktivierung ebenso möglich.

Spezifische Reaktivierungsmuster über den Jahresverlauf sind nicht bekannt, was durch die Studie bestätigt werden kann.

5.2.2 Frequenz der subklinischen Reaktivierungen von EBV

Es sind nur sehr wenige Studien bekannt, die die Reaktivierung von EBV longitudinal über einen Zeitraum von einem Jahr oder länger untersucht haben, um mögliche Reaktivierungsmuster bei immunkompetenten Probanden zu evaluieren.
Ferner ist eine Vergleichbarkeit der Ergebnisse problematisch, da in den Studien unterschiedliche Methodiken mit unterschiedlichen Sensitivitäten verwendet wurden.

Im Folgenden werden anhand der Ergebnisse der vorliegenden Studie wesentliche Longitudinalstudien diskutiert, die bei Immunkompetenten Reaktivierungen von EBV untersucht haben.
Maurmann et al. (2003) untersuchte 22 Personen über einen Zeitraum von fünfzehn Monaten mit Hilfe einer real time PCR, wobei der Virusgehalt der mononukleären Lymphozyten des peripheren Blutes (PBMC) als auch der EBV-Gehalt des Plasmas bestimmt wurde. Zusätzlich wurde der serologische Nachweis von EBV IgM; EBV IgA und EBV IgG erfasst.

Ling et al. (2003) untersuchten 30 Probanden über einen Zeitraum von vierzehn Monaten mit Hilfe einer real time PCR, wobei der Virusgehalt der mononukleären Lymphozyten des peripheren Blutes (PBMC) bestimmt und Speichelproben untersucht wurden.

In beiden Studien wurden allerdings pro Person jeweils nur sieben Proben in Abständen von zwei beziehungsweise drei Monaten entnommen. Dies hat zur Folge, dass die Ergebnisse überwiegend als punktuelle Analyse des jeweiligen Status Quo zu verstehen sind. Eine Aussage über kontinuierliche Prozesse beziehungsweise Muster der Reaktivierungsprozesse ist daher nicht möglicht.

Über den Studienverlauf ließ sich bei jedem seropositiven Probanden mit Hilfe der PCR EBV-DNA detektieren, wobei auffällig war, dass die Häufigkeit der Reaktivierungen zwischen den einzelnen Probanden deutlich variierte.

Bei Maurmann et al. (2003) ließ sich bezüglich des Virusgehaltes der mononukleären Lymphozyten des peripheren Blutes (PBMC) folgende Differenzierung feststellen:

Auf der einen Seite besaßen 64% des Probandenkollektivs über den gesamten Zeitraum einen konstanten erhöhten Virusgehalt.

Auf der anderen Seite waren 36% der Probanden dadurch gekennzeichnet, dass sich in dem Beobachtungszeitraum mindestens ein Prozess, teilweise zwei oder drei Prozesse abzeichneten, die durch einen Anstieg des Virusgehalt der mononukleären Lymphozyten des peripheren Blutes (PBMC) gekennzeichnet waren.

Ein singulärer Anstieg des Virusgehaltes ist nach Wagner et al. (2002) und Gärtner et al. (2000) allerdings nicht mit einer Reaktivierung gleichzusetzen.

Ferner konnte gezeigt werden, dass weder die serologischen Parameter als auch die Frequenz des EBV-DNA Nachweises im Speichel mit dem Virusgehalt der mononukleären Lymphozyten im peripheren Blut (PBMC) korrelieren (Maurmann et al., 2003; Ling et al., 2003; Haque et al., 1997).

Aufgrund dieser Zusammenhänge ist ein Vergleich zu der vorliegenden Studie nicht möglich.

Ling et al. (2003) teilte die Probanden aufgrund der Häufigkeit des EBV-DNA Nachweises in dem Beobachtungszeitraum in drei Kategorien ein:

1.) seltene Ausscheidung mit einem positiven Nachweis (17% der Probanden)

2.) moderate Ausscheidung mit zwei bis drei Nachweisen (33% der Probanden)

3.) häufige Ausscheidung mit mehr als drei Nachweisen (über 50 % der Probanden)

Die Nachweisrate von EBV-DNA im Speichel variierte bezogen auf die Individuen und den Zeitraum von einem Jahr zwischen 32 und 73 Prozent.

Diese Ergebnisse können durch die vorliegende Studie bestätigt werden. Es ließen ebenfalls bei jedem seropositiven Probanden zumindest einmal über den Studienverlauf EBV-DNA mit Hilfe der PCR detektieren und die Häufigkeit der Reaktivierung variierte ebenfalls sehr deutlich zwischen den einzelnen Probanden.

Bei zwei Probanden konnte in 27 beziehungsweise 28 Prozent der Proben EBV-DNA detektieren werden, bei zwei weiteren Probanden liegt der Nachweis bei 52 beziehungsweise 54 Prozent und bei einem weiteren Probanden sind 76 Prozent der Proben EBV-DNA positiv.

Bezogen auf die alle seropositiven Probanden der Studie ergab sich eine EBV-DNA Nachweisrate von 35.5 Prozent. In der Literatur werden Frequenzen des EBV-DNA Nachweises von 22 bis 90 Prozent angegeben (Sixbey et al., 1984; Yao et al., 1991; Apolloni et al., 1994; Haque et al., 1997; Ikuta et al., 2000).

Trotz der geringen Probandenzahl ließen sich neben der summativen Betrachtung auch mögliche Verteilungsmuster über den Jahresverlauf feststellen (Abb.12).

Das erste Verteilungsmuster war dadurch gekennzeichnet, dass nahezu über den gesamten Beobachtungszeitraum Proben mit positivem EBV-DNA Nachweis beobachtet werden konnten. Unterbrochen wurde diese Kontinuität durch kurze Zeitfenster, die durch eine fehlende EBV-DNA Detektion gekennzeichnet waren.

Eine temporäre Konzentration dieser Zeitfenster ließ sich nicht bemerken.

Das zweite Verteilungsmuster war dadurch gekennzeichnet, dass in den Beobachtungszeitraum zwei Phasen mit und zwei Phasen ohne EBV-DNA Nachweis unterschieden werden konnten.

Das dritte   Verteilungsmuster zeichnete sich dadurch aus, dass in dem Beobachtungszeitraum primär eine Phase mit und eine Phase ohne EBV-DNA Nachweis unterschieden werden konnte, wobei die Phase, die durch die EBV-DNA Detektion gekennzeichnet war, sich ebenfalls durch eine Zweiteilung auszeichnete. In der ersten Unterphase ließ sich ein kontinuierlicher EBV-DNA Nachweis feststellen. Die zweite Unterphase war durch eine EBV-DNA Detektion gekennzeichnet, deren Kontinuität durch kurze Zeitfenster, ohne EBV-DNA Nachweis, unterbrochen wurde.

Temporäre Häufungen von Reaktivierungen wurden auch von Ling et al. (2003) beobachtet. Im Frühling und Herbst wurde ein deutlicher Anstieg von EBV im Speichel diagnostiziert, der sich sowohl auf die Frequenz als auch auf den Virusgehaltes im Speichel bezog. Aufgrund dieses Tatbestandes postulieren sie jahreszeitliche Unterschiede der EBV-Reaktivierung und führen als Erklärung sowohl allergischen Reaktionsmustern als auch in der Interdependenz mit Erkrankungen des Respirationstraktes an.

In der vorliegenden Studie, konnte ein Zusammenhang zwischen EBV-Reaktivierung und jahreszeitlichen Veränderungen nicht bestätigt werden.

Ling et al. (2003) untersuchten neben der Reaktivierung von Epstein-Barr Virus auch das   Zytomegalievirus (CMV) und die Polyomaviren (JCV).   Eine Korrelation zwischen EBV-, CMV-, und JCV-Reaktivierungen war nicht zu verifizieren. Auch in der vorliegenden Studie ließ sich eine Interdependenz zwischen der EBV- und HSV-1- Reaktivierung nicht bestätigen.

Viele Untersuchungen evaluieren das Auftreten von EBV-Reaktivierungen in Abhängigkeit von dem geschlechtsunabhängigen Faktor Stress, der als wichtigster Triggerfaktor anzusehen ist. Dabei kann es sich sowohl um psychische als auch um physische Faktoren handeln, die für die Stressausprägung verantwortlich sind (Glaser et al., 1985; Glaser et al., 1991; Glaser et al., 1993; Glaser et al., 1999; Esterling et al., 1990;).

Als Stressmoment wurden in diesen Studien unterschiedlichste Bedingungen gewählt. Dies reichte von einem Flug durchs Weltall bei dem Astronauten untersucht wurden (Payne et al., 1999), den Mitgliedern einer Expedition in die Antarktis (Metha et al., 2000), Untersuchungen an Hochleistungssportlern (Gleeson et al. ,2001) bis hin zu Untersuchungen von Studenten, während einer Examensprüfung (Sarid et al., 2001; Glaser et al., 1999).

In allen Studien wird eine Interdependenz zwischen einer erhöhten EBV-Nachweisrate - sei dies über die Methodik der PCR oder über serologische Parameter- und dem jeweiligen Stressmoment in signifikanter Weise deutlich.

5.3 Ausblick

Um eine statistische Absicherung der Reaktivierungsfrequenzen für HSV-1 und EBV zu bekommen, müsste eine Studie mit einem größeren Probandenkollektiv durchgeführt werden.

Zusätzlich wären Angaben zu eventuellen Infektionen, Sonnenexpositionen, chirurgischen Eingriffen, Zahnarztbesuchen, Menstruation, Prüfungszeiten und anderen Triggerfaktoren zu protokollieren, um deren Einfluß auf die Reaktivierungsfrequenz erfassen zu können.

Mit der Verwendung einer quantitative PCR könnte man die bei einer Reaktivierung produzierte Virusmenge analysieren und klären, wie häufig ein Zustand der Kontaginösität eintritt.

Ferner könnte man durch eine Untersuchung mit Restriktionsenzymen klären, ob immer derselbe Virusstamm die subklinischen Reaktivierungen hervorruft, oder ob eine kurzzeitige subklinische Superinfektion mit einem anderen Virusstamm vorliegen könnte.

6. Zusammenfassung

Reaktivierungsprozesse des Herpes-simplex-Virus Typ 1 und des Epstein-Barr-Virus im oralen Bereich tragen zur Übertragung und Verbreitung der Viren bei. Besonders exponiert ist in diesem Zusammenhang der Bereich der Zahn-, Mund-, und Kieferheilkunde.

In der Studie wurden sechs Probanden untersucht, bei denen über ein Zeitraum von 12 Monaten in wöchentlichen Abständen Proben entnommen wurden. Die Anzahl variierte je Individuum zwischen 48 und 50 Proben, bei einer Gesamtzahl von 293 Proben.

Um die Frequenz der HSV-1- und EBV-Reaktivierungen festzustellen, wurde die Polymerase-Ketten-Reaktion in Form einer HSV-1- und EBV-PCR angewendet.

Bezüglich der Korrelation zwischen der HSV-1-Serologie der Probanden und dem HSV-1-DNA Nachweis mittels PCR, zeigte sich, dass sich bei den Probanden mit einer positiven HSV-Serologie auch HSV-1-DNA detektieren ließ. Die drei Probanden mit einer negativen HSV-Serologie besaßen erwartungsgemäß kein positives Ergebnis in der HSV-PCR.

Zwei der HSV-seropositiven Probanden entwickelten neben subklinischen Reaktivierungen (= Rekurrenzen) auch klinisch sichtbare Herpes- Effloreszenzen (=Rekrudeszenzen). Die andere HSV-seropositive Person entwickelte ausschließlich subklinische Reaktivierungen, also Reaktivierungen ohne klinische Symtomatik.

Die Frequenz der Reaktivierungen insgesamt und auch der Rekurrenzen war höher bei Probanden, die stärker und auch häufiger an Rekrudeszenzen litten. Die symptomatische Reaktivierung kann also ein Indikator für eine höhere Frequenz von Reaktivierungen sein. Insgesamt ließ sich kein bestimmtes Muster der Reaktivierungfrequenz ableiten.

Im Fall der Rekrudeszenzen war ein Nachweis von HSV-DNA auch mit einer Standart-PCR möglich. In den übrigen Fällen wurde die HSV-1-DNA mit Hilfe der Nested-PCR und anschließender Sondenhybridisierung nachgewiesen.

Bezüglich der Korrelation zwischen der EBV-Serologie der Probanden und dem EBV-DNA Nachweis mittels PCR, zeigte sich, dass sich bei den fünf Probanden mit einer positiven EBV-Serologie auch EBV-DNA detektieren ließ. Der Proband mit einer negativen EBV-Serologie besaß erwartungsgemäß auch kein positives Ergebnis in der EBV-PCR.

Trotz der geringen Probandenzahl ließen sich mögliche Verteilungsmuster der EBV-Reaktivierung über den Jahresverlauf feststellen.

Das erste Verteilungsmuster, das sich bei zwei Probanden zeigte, war dadurch gekennzeichnet, dass nahezu über den gesamten Beobachtungszeitraum Proben mit positivem EBV-DNA Nachweis beobachtet werden konnten. Unterbrochen wurde diese Kontinuität durch kurze Zeitfenster, die maximal einen Zeitraum von sechs Wochen entsprachen. Eine temporäre Konzentration dieser Zeitfenster ließ sich nicht bemerken.

Das zweite Verteilungsmuster war dadurch gekennzeichnet, dass in dem Beobachtungszeitraum zwei Phasen mit und zwei Phasen ohne EBV-DNA Nachweis unterschieden werden konnten. Dabei bezogen sich die Phasen mit EBV-DNA Nachweis jeweils auf einem Zeitraum von circa zwei Monaten. Dieses Verteilungsmuster ließ sich ausschließlich bei einem Probanden diagnostizieren.

Das dritte Verteilungsmuster zeichnete sich dadurch aus, dass in dem Beobachtungszeitraum primär eine Phase mit und eine Phase ohne EBV-DNA Nachweis unterschieden werden konnte, wobei die Phase, die durch die EBV-DNA Detektion gekennzeichnet war, sich ebenfalls durch eine Zweiteilung auszeichnete.

In der ersten Unterphase ließ sich ein kontinuierlicher EBV-DNA Nachweis feststellen. Die zweite Unterphase war durch eine EBV-DNA Detektion gekennzeichnet, deren Kontinuität durch kurze Zeitfenster, ohne EBV-DNA Nachweis, unterbrochen wurde.

Bei den beiden Probanden auf die dies zu traf, war die Phase ohne EBV-DNA Nachweis drei beziehungsweise sechs Monate lang.

Interdependenzen zu HSV-1 Reaktivierungen und jahreszeitlichen Veränderungen ließen sich bei keinem Probanden verifizieren.

7. Literaturverzeichnis

Amit, R.; Morag, A.; Ravid, Z.; Hochman, N.; Ehrlich, J.; Zakay-Rones, Z. (1992)
Detection of herpes simplex virus in gingival tissue.
J. Periodontol.; 63: 502-506

Apolloni, A.; Sculley, T.B. (1994)
Detection of A-type and B-type Epstein-Barr virus in throat washings and lymphocytes.
Virol. 202: 978-81

Aurelian, L. (1992)
Herpes simplex viruses.
In: Clinical virology manual; Specter, 5.; Lancz, G. (Hrsg.)
Elsevier, New York : 473-499

Bickel, M.; Nothen, S.M.; Freiburghaus, K.; Shire, D. (1996)
Chemokine expression in human oral keratinozyte cell lines and keratinized mucosa.
J. Dent. Res.; 75: 1827- 1834

Coyle, P.V.; Desai, A.; Wyatt, D.; McCaughey, C.; ONeill, H.J. (1999)
A comparison of virus isolation, indirect immunofluorescence and nested multiplex polymerase chain reaction for the diagnosis of primary and recurrent herpes simplex type 1 and type 2 infections.
J. Virol. Methods.; 83: 75-82

Eisen, D. (1998)
The clinical characteristics of intraoral herpes simplex virus infection in 52 immunocompetent patients.
Oral. Surg. Oral. Med. Oral. Pathol. Oral. Radiol. Endod.; 86: 432-437

Esterling, B.A.; Antoni, M.H., Kumar, M.; Schneiderman, N. (1990)
Emotional repression, stress disclosure responses, and Epstein-Barr viral capsid antigen titers.
Psychosom. Med. 52: 397-410

Falke, D.; Silgert, R.; Vogell, W. (1959)
Elektronen-mikroskopische Befunde zur Frage der Doppelmembranbildung des Herpes-simplex-virus.
Arch. Gesamte Virusforsch.; 9: 484-496

Falke D. (1999)
Epstein-Barr-Virus
In: Medizinische Mikrobiologie und Infektiologie,
Hahn H.; Falke D.; Kaufmann S.H.E.; Ullmann U. (Hrsg.),
Springer Verlag Berlin : 646-651

Fiddian, A.P.; Yeo, J.M.; Stubbings, R.; Dean, D. (1983)
Successful treatment of herpes labialis with topical acyciovir.
Br. Med. J. (Clin. Res. Ed.); 286: 1699-1701

Friedman, E.; Katcher, A.H.; Brightman, V.J. (1977)
Incidence of recurrent herpes labialis and upper respiratory infection: a prospective
study of the influence of biologic, social, and psychologic predictors.
Oral Surg. Oral Med. Oral Pathol.; 43: 873

Gärtner B.C., Müller-Lantsch N. (2001)
Epstein-Barr-Virus-Infektionen:Mononukleose-assoziierte maligne Erkrankungen.
In: Medizinische Mikrobiologie; 8.Auflage;
Köhler W.; Eggers H.J. ; Fleischer B.; Marre R ;Pfister H.; Pulverer G.(Hrsg.);
Urban Fischer Verlag, München Jena :584-589

**Gärtner, B.C.; Kortmann, K.; Schäfer, M.; Mueller-Lantzsch, N.; Sester, U.; Kaul,
H.; Peers, H. (2000)**
No correlation in Epstein-Barr virus reactivation between serological parameters and
viral load
J. Clin. Microbiol. 38: 2458

Glaser, R.; Kiecolt-Glaser, J. K.; Speicher, C. E.; Holliday, J. E. (1985)
Stress, loneliness, and changes in herpesvirus latency.
J. Behav. Med. 8: 249-260.

**Glaser, R.; Pearson, G.R.; Jones, J.F.; Hillhouse, J.; Kennedy, S.S.; Mao, H.;
Kiecolt-Glaser, J. K. (1991)**
Stress-related activation of Epstein-Barr virus.
Brain, Behav. Immun. 5: 219-232.

**Glaser, R.; Pearson, G.R.; Bonneau, R.H.; Esterling, B.A.; Atkinson; C.; Kiecolt-
Glaser, J.K. (1993)**
Stress and the memory T-cell response to the Epstein-Barr virus in healthy medical
students.
Health Psychol. 12: 435-442

**Glaser, R.; Friedman, S.B.; Smyth, J.; Adler, R.; Bijur, P.; Brunell, P.; Cohen, N.;
Krilov, L.R.; Lifrak, S.T.; Stone, A. (1999)**
The Differential Impact of Training Stress and Final Examination Sress on
Herpesvirus Latency at the United States Military Academy at West Point.
Brain, Behav, and Immun. 13: 240-251

**Gleeson, M.; Pyne, D.B.; Austin, J.P.; Francis, J.L.; Clancy, R.L.; McDonald,
W.A.; Fricker, P.A. (2001)**
Epstein-Barr virus reactivation and upperrespiratory illness in elite swimmers.
Med. & Scien. in Sports & Exercise: 411-417

Golden, H. D.; Chang, R. S.; Prescott, W.; Simpson, E.;Cooper, T.Y. (1973)
Leukocyte transforming agent: prolonged excretion by patients with mononucleosis and excretion by normal individuals.
J. Infect. Dis. 127: 471-473

Haque, T.; Crawford, D.H. (1997)
PCR amplification is more sensitive than tissue culture methods for Epstein-Barr virus detection in clinical material.
J. Gen. Virol., 78: 3357-3360

Hill, T.J.; Blyth, W.A. (1976)
An alternative theory of herpes simplex recurrence and a possible role for prostaglandins.
Lancet; I: 397-398

Hill, T.J.; Blyth, W.A.; Harbour, D.A. (1983)
Recurrence of herpes simplex in the mouse requires an intact nerve supply to the skin.
J. Gen. Virol.; 64: 2763-2765

Hirsch, M.S. (1990)
Herpes simplex virus.
In: Principles and practice of infectious diseases; Mandell, G.L.; Douglas, G. Jr.; Bennett, J.E. (Hrsg.)
Churchill Livingstone Inc., New York: 1144-1153

Hirsch, M.S.; Schooley, R.T. (1983)
Treatment of herpes virus infections.
N. Engl. J. Med.; 309: 963-1034

Hornef, M. W.; Bein, G.; Fricke, L.; Steinhoff, J.; Wagner, H.J.; Hinderer, W.; Sonneborn, H.H.; Kirchner H. (1995)
Coincidence of Epstein-Barr virus reactivation, cytomegalovirus infection and rejection episodes in renal transplant recipients.
Transpl. 60: 474- 460

Huff, J.C.; Krueger, G.G.; Overall, J.C. Jr.; Copeland, J.; Spruance, S.L. (1981)
The histopathologic evolution of recurrent herpes simplex labialis.
J. Am. Acad. Dermatol.; 5: 550-557

Hyland P.; Coulter W.; Abu-Ruman I.; Fulton C.; O'neill H.; Coyle P.; Lamey P.J. (2007)
Asymptomatic shedding of HSV-1 in patients undergoing oral surgical procedures and attending for noninvasive treatment.
Oral Dis. 13: 414-418

Ibrahim, A.I.; Obeid, M.T.; Jouma, M.J.; Moasis, G.A.; Al-Richane W.L.; Kindermann, I.; Boehm, M.; Roemer, K.; Mueller-Lantzsch, N.; Gärtner, B.C. (2005)
Detection of herpes simplex virus, cytomegalovirus and Epstein-Barr virus DNA in atherosclerotic plaques and in unaffected bypass grafts.
J. Clin. Virol., 32: 29-32

Idesawa M.; Sugano N.; Ikeda K.; Oshikawa M.; Takane M.; Seid K.; Ito K. (2004)
Detection of Epstein Barr virus in saliva by real-time PCR.
Oral Microbiol Immunol 19: 230-232

Ikuta, K.; Satoh, Y.; Hoshikawa, Y.; Sairenji, T. (2000)
Detection of Epstein-Barr Virus in salivas and throat washings in healthy adults and children.
Microbes Infect. 2: 115-120

Juel-Jensen, B.E. (1990)
Herpesviren.
In: Infektionskrankheiten. Warrell, D.A. (Hrsg.), Edition Medizin; Weinheim, Basel, Cambridge, New York

Kameyama, T.; Sujaku, C.; Yamamoto, S.; Hwang, C.B.; Shillitoe, E.J. (1988)
Shedding of herpes simplex virus type 1 into saliva.
J. Oral. Pathol.; 17: 478-481

Kameyama, T.; Futami, M.; Nakayoshi, N.; Sujaku, C.; Yamamoto, S. (1989)
Shedding of hereps simplex virus type 1 into saliva in patients with orofacial fracture.
J. Med. Virol.; 28: 78-80

Kieff, E. (1996)
Epstein-Barr Virus and Its Replication.
In: Fields Virology, Third Edition; Fields, B.N.; Knipe, D.M.; Howley, P.M.(Hrsg.)
Lippincott-Raven Publishers, Philadelphia : 2343-2396

Kimura, H.; Shibata, M.; Kuzushima, K.; Nishikawa, K.; Nishiyama, Y.; Morishima, T. (1990)
Detection and direct typing of herpes simplex virus by polymerase chain reaction.
Med. Microbiol. Immunol. (Berl); 179: 177-184

Knaup, B.; Schünemann, S.; Wolff, M.H. (2000)
Subclinical reactivation of herpes simplex virus type 1 in the oral cavity.
Oral Mikrobiol.Immunol. 15: 281-283

Lee, S.; Bang, D., Cho, Y.H.; Lee, E.S.; Sohn, S. (1996)
Polymerase cham reaction reveals herpes simplex virus DNA in saliva of patients with Behcet's disease.
Arch. Dermatol. Res.; 288: 179-183

Ling, P.D.; Lednicky, J. A.; Keitel, W.D.; Poston, D.G.; White, Z.S.; Peng, R.S.; Liu Z.; Mehta, S. K.; Pierson, D.L.; Rooney, C. M.; Vilchez, R.A.; Smith, E.; Butel, J. S. (2003)
The Dynamics of Herpesvirus and Polyomavirus Reactivation and Shedding in Healthy Adults: A 14-Month Longitudinal Study.
J. of Infectious Diseases; 187: 1571-1580

Madhavan, H.N.; Priya, K.; Anand, A.R.; Therese, K.L. (1999)
Detection of herpes simplex virus (HSV) genome using polymerase chain reaction (PCR) in clinical samples comparison of PCR with standard laboratory methods for the detection of HSV.
J. Clin. Virol.; 14: 145-151

Maeglin, B. (1987)
Herpes simplex - oral and peroral infection with herpes simplex virus.
Schweiz. Monatsschr. Zahnmed.; 97: 1532-1536

Maurmann, S.; Fricke L.; Wagner, H.J.; Schlenke, P.; Hennig, H.; Steinhoff, J.; Jabs, W.J. (2003)
Molecular Parameters for Precise Diagnosis of Asymtomatic Epstei-Barr Virus Reactivation in Healthy Carriers.
J. of clin. Microbio. 41: 5419-5428

Mehta, S.K.; Pierson, D.L.; Cooley H.; Dubow, R.; Lugg, D. (2000)
Epstein-Barr Virus Reativation Associated With Diminshed Cell-Mediated Immunity in Antarctic Expeditioners.
J. Medi. Virol. 61: 235-240

Modrow, S.; Falke, D.; Truyen, U. (2003)
Molekulare Virologie.
Spektrum Akadem. Verlag GmbH; Heidelberg, Berlin, Oxford

Mullis, K.B.; Faloona, F.A. (1987)
Specific synthesis of DNA in vitro via a polymerase- catalyzed chain reaction.
Methods. Enzymol.; 155: 335-350

Mullis, K.B.; Ehrlich, H.A. (1988)
Primer-directed enzymatic amplification of DNA with a thermostable DNA polymerase.
Science; 239: 487-491

Nahass, G.T.; Mandel, M.J.; Cook, S.; Fan, W.; Leonardi, C.L. (1995)
Detection of herpes simplex and varizella-zoster infection from cutaneous lesions in different clinical stages with the polymerase chain reaction.
J. Am. Acad. Dermatol.; 32: 730-733

Nakao, M. (1997)
Analyses of herpes simplex virus clones isolated from the focus and saliva.
Kurume. Med. J.; 44: 289-296

National Center for Biotechnology Information
NCBI Sequence Viewer v2.0
http://www.ncbi.nlm.nih.gov/

Nilsson, K.; Klein, G.; Henle, W.; Henle, G. (1971)
The establishment of lymphoblastoid cell lines from adult and foetal human lymphoid tissue and its dependence on EBV.
Inter. J. of Cancer 8: 443-450

Oakley, C.; Epstein, J.B.; Sherlock, C.H. (1997)
Reactivation of oral herpes simplex virus. Implications for clinical management of herpes simplex virus recurrence during radiotherapy.
Oral. Surg. Oral. Med. Oral. Pathol. Oral Radiol. Endod.; 84: 272-278

Obel, N.; Hoier-Madsen, M.; Kangro, H. (1996)
Serological and clinical findings in patients with serological evidence of reactivated Epstein-Barr virus infection.
APMIS 104: 424-428

Payne, D. A.; Mehta, S.K.; Tyring, S.K.; Stowe, R.P.; Pierson, D.L. (1999)
Incidence of Epstein-Barr virus in astronaut saliva during space flight.
Aviat. Space Environ. Med. 70: 1211-1213

Pohl-Koppe, A.; Dahm, C.; Elgas, M.; Kühn, J.E.; Braun, R.W.; ter Meulen,V. (1992)
The diagnostic significance of the polymerase chain reaction and isoelectric focusing in herpes simplex virus encephalitis.
J. Med. Virol.; 36: 147-154

Preiksaitis, J.K.; Dias-Mitoma, F.; Mirzayans, F.; Roberts, S.; Tyrrell, D. (1992)
Quantitative oropharyngeal Epstein-Barr virus shedding in renal and cardiac transplant recipients: relationship to immunosuppressive therapy, serologic responses, and risk of posttransplant lymphoproliferative disease.
J. Infect. Dis. 166: 986-994

Raborn, G.W.; Martel, A.Y.; Grace, M.G.; McGaw, W.T. (1997)
Herpes labialis in skiers: randomized clinical trial of acyclovir cream versus placebo.
Oral. Surg. Oral. Med. Oral. Pathol. Oral. Radiol. Endod.; 84: 641-645

Robinson, P.A.; High, A.S.; Hume, W.J. (1992)
Rapid detection of human herpes simplex virus type 1 in saliva.
Arch. Oral. Biol.; 37: 797-806

Roizman, B.; Furlong, D. (1974)
The replication of herpes viruses.
In: Comprehensive virology, Fraenkel-Conrat, H.; Wagner, R.R. (Hrsg.)
Plenum Press, New York; 3: 229-403

Roizman,B.; Baines,J. (1991)
The diversity and unity of Herpesviridae.
Comp. Immunol. Microbiol. Infect. Dis. 14: 63-79

Roizman, B. (1993)
The Family Herpesviridae.
In: The Human Herpesviruses; Raven Press, New York

Roizman, B.; Sears, A.E. (1993)
Herpes simplex viruses and their replication.
In: The human viruses; Roizman, Whitley, Lopez (Hrsg.)
Raven Press, New York

Roizman, B.; Sears, A.E. (1996)
Herpes simplex viruses and their replication.
In: Fields, Virology, Third Edition; Fields, B.N.; Knipe, D.M.; Howley, P.M.
(Hrsg.)
Lippincott-Raven Publishers, Philadelphia

Roizman,B (1996)
Herpesviridae.
In: Fields Virology, Third Edition; Fields, B.N.; Knipe, D.M.; Howley, P.M.(Hrsg.)
Lippincott-Raven Publishers, Philadelphia: 2221-2230

Rolfs, A.; Schuller, 1.; Finckh, U.; Weber-Rolfs, I. (1992)
PCR: clinical diagnostics and research.
Springer Verlag, Berlin

Safrin, S.; Shaw, H.; Bolan, G.; Cuan, J.; Chiang, C.S. (1997)
Comparison of virus culture and the polymerase chain reaction for diagnosis of
mucocutaneous herpes simplex virus infection.
Sex. Transm. Dis.; 24: 176-180

**Saiki, R.K.; Scharf, S.; Faloona, F.; Mullis, K.B.; Horn, G.T.; Ehrlich, H.A.;
Arnheim, N. (1985)**
Enzymatic amplification of β-globin genomic sequences and restriction site
analysis for diagnosis of sickle cell anemia.
Science; 230: 1350-1354

**Saiki, R.K.; Gelfand, D.H.; Stoffel, S., Scharf, S.J.; Higuchi, R.; Horn, G.T.;
Schaade, L.; Kleines, M.; Hausler, M. (2001)**
Application of virus-specific immunoglobulin M (IgM), IgG, and IgA antibody detection
with a polyantigenic enzyme-linked immunosorbent assay for diagnosis of Epstein-
Barr virus infections in childhood.
J. Clin. Microbiol. 39: 3902-3905

Sarid, O.; Anson, O; Yaari, A.; Margalith, M. (2001)
Epstein-Barr virus specific salivary antibodies as related to stress caused by
examination.
J. of Med.Virol. 64: 149-156

Schmidt, D.D.; Zyzanski, S.; Eilner, J.; Kumar, M.L.; Arno, J. (1985)
Stress as a precipitating factor in subjects with recurrent herpes labialis.
J. Fam. Pract.; 20: 359-366

Schmidt, D.D.; Schmidt, P.M.; Crabtree, B.F.; Hyun, J.; Anderson, P.; Smith, C. (1991)
The temporal relationship of psychosocial stress to cellular immunity and herpes labialis recurrences.
Fam. Med.; 23: 594-599

Schneweis, K.E. (1992)
Herpes-simplex- und Varizella-Zoster-Virus.
In: Mikrobiologische Diagnostik. Burkhardt, F. (Hrsg.)
Thieme Verlag, New York

Schneweis, K.E. (2001)
Herpes-Viren / Herpes simplex Virus (HSV) 1 und 2.
In: Medizinische Mikrobiologie; 8.Auflage;
Köhler W.; Eggers H.J. ; Fleischer B.; Marre R ;Pfister H.; Pulverer G.(Hrsg.);
Urban Fischer Verlag, München Jena :562-570

Shaw, M.; King, M.; Best, J.M. (1985)
Failure of acyclovir cream in treatment of recurrent herpes labialis.
Br. J. Med. (Clin. Res. Ed.); 291: 7-9

Ship, I.I.; Morris, A.L.; Durocher, R.T.; Burket, L.W. (1960)
Recurrent aphthous ulcerations and recurrent herpes labialis in a professional school student population. I. Experience.
Oral Surg. Oral Med. Oral Pathol. 13:1191-1202.

Ship, I.I.; Morris, A.L.; Durocher, R.T.; Burket, L.W. (1961)
Recurrent aphthous ulcerations and recurrent labialis in a professional school student population. IV. Twelve month study of natural disease pattems.
Oral Surg. Oral Med. Oral Pathol. 14: 39.

Ship, I.I.; Brightman, V.J.; Laster, L.L. (1967)
The patient with recurrent aphthous ulcers and the patient with recurrent herpes labialis: a study of two population samples.
J. Am. Dent. Assoc. 76: 645-654

Ship, I.I.; Miller, MF; Ram, C. (1977)
A retrospective study of recurrent herpes labialis (RHL) in a professional population, 1958-1971.
Oral Surg. Oral Med. Oral Pathol. 44: 723.

da Silva, L.M.; Guimarães, A.L.; Victoria, J.M.; Gomes, C.C.; Gomez, R.S. (2005)
Herpes simplex virus type 1 shedding in the oral cavity of seropositive patients.
Oral. Dis. 11:13-16

Sixbey, J.W.; Nedrud, J.G.; Raab-Traub, N.; Hanes, R.A.; Pagano, J.S. (1984)
Epstein Barr virus replication in oropharyngeal epithelial cells.
N. Engl. J.Med. 310: 1225-1230

Spruance, S.L.; Overall, J.C.; Kern, ER.; Krueger, G.G.; Pliam, V.; Miller,W. (1977)
The natural history of recurrent herpes simplex labialis: implications for antiviral therapy.
N. Engl. J. Med.; 297: 69-75

Spruance, S.L. (1984)
Pathogenesis of herpes sirnplex labialis: excretion of virus in the oral cavity.
J. Clln. Microbiol.; 19: 675-679

Spruance, S.L. (1992)
The natural history of recurrent oral-facial herpes simplex virus infection.
Semin. Dermatol.; 11: 200-206

Spruance, S.L. (1995)
Herpes simplex labialis.
In: Clinical Management of Herpesvirus; Sacks, Straus, Whitley, Griffiths (Hrsg.)
IOS Press, Washington, D.C.: 3-42

Spruance, S.L. (1996)
Cold sores: a new understanding of their pathophysiology and their need for a new treatment.
Virus & Life; 6: 7-10

Ständer, K.; Driemel, O.; Reichert, T.E. (2007)
Differentialdiagnose der submandibulären Schwellung
Initiale Symptomatik einer infektiösen Mononukleose.
zm 10: 36-38

Sugano, N.; Ikeda, K.; Oshikawa, M.; Idesawa, M.; Tanaka, H.; Sato, S.; Ito, K. (2004)
Relationship between Porphyromonas gingivalis, Epstein-Barr virus infection and reactivation in periodontitis.
J. oral sci. 46: 203-206

Tateishi, K.; Toh, Y Minagawa, H.; Tashiro, H. (1994)
Detection of herpes simplex virus (HSV) in the saliva from 1,000 oral surgery outpatients by the polymerase chain reaction (PCR) and virus isolation.
J. Oral. Pathol. Med.; 23: 80-84

Wagner, H. J.; Fischer, L.; Jabs, W.J.; Flolbe, M.; Pethig, K.; Bucsky, P. (2002)
Longitudinal analysis of Epstein-Barr viral bad in plasma and peripheral blood mononuclear cells of transplanted patients by real-time polymerase chain reaction.
Transplant. 74: 656-664

Wheeler, C.E. Jr. (1988)
The herpes simplex problem.
J. Am. Acad. Dermatol.; 18: 163-168

Whitley, R.J.; Gnann, J.W. Jr. (1993)
The epidemiology and clinical manifestation of herpes simplex virus infections.
In: The human herpes viruses; Roizman, B.; Whitley, R.J.; Lopez, C. (Hrsg.)
Raven Press, New York: 69-105

Whitley, R.J. (1996)
Herpes simplex viruses.
In: Fields Virology, Third Edition; Fields, B.N.; Knipe, D.M.; Howley, P.M. (Hrsg.)
Lippincott-Raven Publishers, Philadelphia

Whitley, R.J.; Roizman,B. (2001)
Herpes simplex virus infections.
Lancet 357:1513-1518

Wildy, P.; Watson, D.H. (1962)
Electron microscopic studies on the architecture of animal viruses.
Cold Spring Harbor Symp. Quant. Biol.; 27: 25-47

Yao, Q.Y.; Rickinson, A.B.; Epstein, M.A. (1985)
A reexamination of the Epstein-Barr virus carrier state in healthy seropositive
individuals.
Int. J. Cancer 35: 35-42

Yao, Q.Y.,; Rowe, M.; Martin, B.; Young, L.S.; Rickinson, A.B. (1991)
The Epstein Barr virus carrier state: dominance of a single growth-transforming
isolate in the blood and in the oropharynx of healthy virus carriers.
Gen. Virol. 72:1579-1590

Young, S.K.; Rowe, N.H.; Buchanan, R.A. (1976)
A clinical study tor the control of facial mucocutaneous herpes virus infections.
1. Characterization of natural history in a professional school population.
Oral. Surg. Oral. Med. Oral. Pathol.; 41: 498-507

Youssef, R.; Shaker O.; Sobeih S.; Mashaly H.; Mostafa W.Z. (2002)
Detection of herpes simplex virus DNA in serum and oral secrecretions during acute
recurrent herpes labialis.
J. Dermatol. 29: 404-410

8. Präsentation / Veröffentlichung

Ein Teil der Ergebnisse wurde präsentiert :

-C. Thiemann, M. Rahaus, N. Desloges, M.H. Wolff
Subclinical Reactivation of HSV-1 and EBV in the oral cavity
-a 12 months longitudinal study-.
29 [th] International Herpesvirus Workshop; Juli 2004; Reno

- C. Thiemann, M. Rahaus, N. Desloges, M.H. Wolff
Subclinical Reactivation of HSV-1 and EBV in the oral cavity
-a 12 months longitudinal study-.
Posterday der Fakultät für Medizin - Universität Witten/Herdecke
Oktober 2004; Witten

-C. Thiemann, M. Rahaus, N. Desloges, M.H. Wolff
Subclinical Reactivation of HSV-1 and EBV in the oral cavity
-a 12 months longitudinal study-.
Fakultätstag der Fakultät für Biowissenschaften – Universität Witten/Herdecke
November 2004; Witten

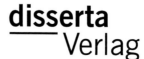